U0598094

BLACK SWAN 黑天鹅图书

·········· 为 人 生 提 供 领 跑 世 界 的 力 量 ··········

BLACK SWAN

激发最强大脑

66个日常训练，唤醒八大功能区，让大脑越用越聪明

[日] 加藤俊德 著　　任凤凤◎译

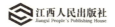

江西人民出版社
Jiangxi People's Publishing House

图书在版编目（CIP）数据

激发最强大脑/（日）加藤俊德著；任凤凤译.—南昌：
江西人民出版社，2015.10
ISBN 978-7-210-07921-7

Ⅰ.①激… Ⅱ.①加… ②任…Ⅲ.①脑科学—普及读物
Ⅳ.①R338.2-49

中国版本图书馆CIP数据核字（2015）第252610号

江西省版权局著作权合同登记：图字14-2015-0227

ATAMA GA MIRUMIRU SHARP NI NARU! NOU NO KYOKASHO by
Toshinori Kato
Copyright © Toshinori Kato 2010
All rights reserved.
First published by ASA Publishing Co., Ltd., Tokyo.

This Simplified Chinese language edition is published by arrangement with
ASA Publishing Co., Ltd., Tokyo in care of Tuttle-Mori Agency. Inc., Tokyo
through Beijing Kareka Consultation Center, Beijing.

激发最强大脑

（日）加藤俊德 / 著

任凤凤 / 译

责任编辑 / 晋璧东

出版发行 / 江西人民出版社

印刷 / 北京鹏润伟业印刷有限公司

版次 / 2015年11月第1版

2016年10月第3次印刷

开本 / 889毫米×1194毫米 1/32 6印张

字数 / 112千字

书号 / ISBN 978-7-210-07921-7

定价 / 36.00元

赣版权登字—01—2015—803

如有质量问题，请寄回印厂调换

前言

像锻炼身体一样，大脑也能锻炼吗

14岁那年，我带着这样的疑问报考了医学院。虽然进了大学的医学部，但并没有找到关于健康地锻炼大脑的方法。于是，大学毕业之后我去了美国，利用MIR（核磁共振成像）尖端技术开始对人的大脑进行专门研究。

所谓的MIR就是利用原子核在磁场内共振，从人体中获得电磁信号并重建成像的一种成像技术。一个超大的圆形机器，人横躺在里面，机器一边移动一边成像，人也能看到成像时所发出的光。这种技术，就是把人体进行横向、纵向切割，进行成像，就连大脑里的每个细微部分都能观察得很清楚。我利用这项仪器对1万多人的脑部进行了分析。了解到了关于大脑的"真实现象"。

所谓的"真实现象"就是,如果人们给予大脑机会的话,它会一直持续成长。一般来说,从人体的机能来看,人在10岁到20岁之间身体是最强壮的,从30岁之后身体开始慢慢衰弱。因此,大家会认为大脑也是按照这样的规律成长的。这样的观点也不能说不正确。其实在我们的大脑里,仍存在着很多未开发的区域,有很多脑细胞在那里等待着获取新的信息和经验。如果我们在适当的时机,给这些脑细胞一点刺激的话,就会激发它们的成长,大脑就会变得更加灵活。读到这里,也许你会有这样的想法:"总而言之,就是让我们去锻炼大脑吗?"的确是这样的,这本书会告诉你锻炼大脑的有效办法。但是,这本书里所讲的和以往"脑训练"的书的内容是截然不同的。以往"脑训练"的书,大多数都是以防止脑萎缩或记忆力减退为前提来教大家锻炼大脑的方法。

所以,一提到"脑训练"这个词,一定会有很多人想到的是"防止脑衰退的方法"吧!而这本书所讲的脑训练,并不是被动的解决方式,而是基于为了"变成理想中的自己"积极主动地去开发自己的大脑。或许可以这么说,它是用自己的设计方式去锻炼大脑。我认为会有"觉得没必要锻炼大脑"这样的读者，所以更希望你们来读一下这本书，原因是：带有这种想法的读者的大脑，是更需要刺激的。有些人认为大脑是需要刺激的，有些人却不那么认为。无论你是哪一种人，都希望你去尝试着做一下本书当中的66项脑训练。当你体验完所有方法的时候，你的大脑会有惊人的变化。

医师、医学博士（脑学校）代表 加藤俊德

目录

Chapter 2 脑思考功能区的训练

脑情感功能区的训练

 脑传达功能区的训练

激发最强大脑

探索脑科学

大脑越大越好吗 / 085

Chapter 5　脑理解功能区的训练

脑理解功能区　维持它成长的是强烈的好奇心 / 088

探索脑科学

大脑也要"吃饭"吗 / 106

Chapter 6　脑运动功能区的训练

脑运动功能区域　它是最早开始成长的区域 / 108

脑听觉功能区的训练

脑听觉功能区　它成长的契机是出生之后人本能的欲望 / 124

Chapter 8 脑视觉功能区的训练

Chapter 9 脑记忆功能区的训练

Chapter 1

把我们的大脑开发成
理想状态

你是如何锻炼你的大脑的

● 人的大脑是随着生命持续成长的

　　这本书里主要阐述的是怎样通过有效的训练让你的大脑变强，创造出理想的自己。那么，所谓的训练，究竟是什么样的呢？在回答这个问题之前，先向大家介绍一下人的大脑构成。人的大脑是怎么成长的呢？

　　首先，就让我们从大脑为零的时候开始说起吧。刚刚出生的婴儿的大脑，在成长之前是初始状态。即使我们不看脑影像也能想象出是什么样子的！人的一生当中脑细胞最多、最活跃时期是婴儿时期。之后，随着人年龄的增长，脑细胞也会开始慢慢地减少。

但是，单从这一点上来判断脑细胞是随着年龄的增长而减少的观点其实是错误的。在脑细胞减少的同时，大脑中的氨基酸物质会增多，而氨基酸恰恰正是人们所说的生命之源，是人体发育不可缺少的营养成分。即便脑细胞的数量在逐渐减少，但只要我们不断地给大脑提供营养，它是不会停止工作的。

● 人的大脑最活跃时期是20～40岁

我曾在刚出生的婴儿和100岁的老人之间抽取了1万多人的脑部影像，进行分析。结果表明：在20～40岁时，人的大脑处于最活跃时期。

那么人的大脑为什么会在20～40岁之间最为活跃呢？

让我们来看看它的理由是什么。大部分人20岁之前都是在学校里度过的，当时只把学习课程作为重点，不太重视自己的个人能力。所以，那时候只不过开发了脑中最基础的部分。等到毕业之后，步入社会，随着和社会的接触越加频繁，在学校所没有开发的那部分脑细胞也随之开始激活。也就是说，通过外界环境可以刺激到脑部的中枢细胞，使其开始发育。而脑细胞开始成长时，恰恰是我们步入社会之后开始的。当我们在脑海里勾画出"将来要成为这样或那样的人"，抱着这样的理想进入了社会，最终拥有了一份自己一直追求的工作。为什么说人的脑细胞发育会在这个时期加快呢？就是因为当人踏入社会时，脑部意志会达到最活跃状态，这时大脑受到外界带来的刺激以后，便开始不断地强大起来。总之，从科学的角度来看，在20～40岁之间，是开始脑锻炼的最佳时期。但是，如果在这个时期，你内心存有这样或那样的消极想法、怀疑自己的能力的话，大脑的成长会受到阻碍。

我认为"脑的成熟期"是30岁。

为了不让人的知识和人格出现偏颇，让脑细胞均衡发育是最重要的。

那么，作为其基准的年龄是多大呢？从众多的脑影像数据

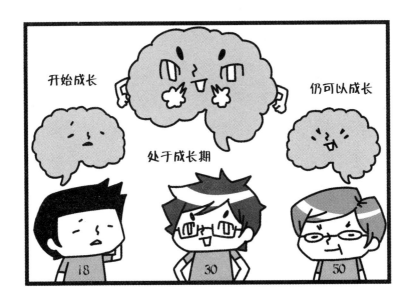

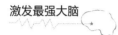

中判断，脑的成熟期应该是30岁，但它也会因个体差异而存在着不同。如果你想锻炼你的大脑的话，从30岁开始其实是不晚的。那么，采取什么好的方法去锻炼自己的大脑呢？估计了解这方面的人并不多吧？的确是这样。很多人不知道要从哪里去获取这方面的知识，学校里也不曾教过。

不过，锻炼大脑的正确方法还是有的。那么，以下就是教你如何以正确的方法来锻炼自己的大脑，让我们快来试试吧！

● 学习成绩好的人需要注意

首先，当你想锻炼自己的大脑时，必须积累足够的经验。所谓的这些"经验"，就是什么样的信息能够传递到脑神经细胞、如何摄取养分、如何应对外界环境变化等，这些内容越丰富，大脑就变得越有个性。

其实，为了能让自己的大脑里积累更多的经验就必须面对来自生活的各个方面的挑战。但是，在你积累经验的同时，也会受到社会各个方面的制约。例如：当你的上司命令你去拿抹布时，如果你想了"为什么这件事情必须我做呢"的话，这时需要提醒你的是：它将被你所使用大脑的"习性"所支配。

这一点，特别是想提醒学习好的人。学习好的人，一般只看成绩来做事情，也就是说，他们不会做与自己不相称的工作。但是，像拿抹布这件事情，如果它能够给大脑新的经验的话，你若做出了"这件事情我不做"这样的决定，那不是很可惜吗？但是，希望大家不要误解，我并不是想说"拿抹布"是锻炼大脑的有效方法。

总之，具有自尊心和成见之心过强的人，行为选择性减少，动脑的机会也随之减少，从而导致阻碍大脑的成长。

在你身边一定会有这样的人吧！在学校里学习成绩很好，一旦步入了社会，人际关系不协调、工作业绩也不突出。像这样的人在学生时代被过于重视，有可能形成了学习型的大脑，只会用在学习上。所以，在锻炼大脑时，不要被任何事物制约，要尽可能地自由发挥想象力，这是最重要的。

● 记忆力减退的人，要锻炼思考的能力

其实大脑本身有着自己的成长规律，我们本应该按照它的规律进行训练，这是我的观点。运用其他方法，则不能很好地刺激到脑细胞。

例如：有这样的一些人，经常健忘，从而感到了危机，为了提高自己的记忆力，就一味地死记硬背。其实这种方法是不正确的。

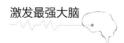

记忆力减退时，在大脑的海马体（控制记忆的部位）上将会出现萎缩的标志。因此，记忆力减退、容易忘事的人，即使是想拼命地去记住某些东西，对脑部的海马体来说也没有起到任何作用。

对已萎缩到不能正常工作的海马体来说，当你强制地向它发出命令"记住这个"的时候，是不会达到你想要的效果的。

那么，当感到自己记忆力减退时，应该采取什么样的方法来应对呢？

有效的方法并不是去提高记忆力，而是要提高大脑的"思

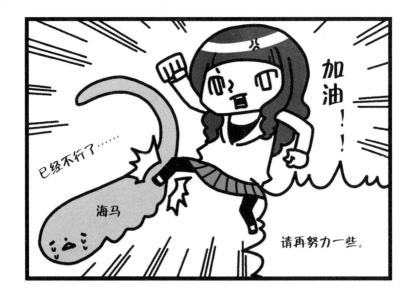

考能力"。当思考能力提高的同时，它会让处在记忆力低下的海马体重新工作起来，恢复原本的状态。所以，如果感到自己记忆力在减退，那么最好的方法就是：多和他人交流来增加获取信息机会，从而强化大脑的思考力。

● 不可以采用单一式的"脑训练"吗

对于脑的训练方法，也许会有相似的地方，但不能说什么样的方法都可以。

如今，所谓"脑训练"这样的书籍及游戏已经遍地都是了。像这些"脑训练"的书当中会写着"如果你按这种方法去训练的话，你的大脑会戏剧性地变强哦！"这完全会让你产生"只要仅仅掌握这一个练习，大脑的整体就会强化"的误解。

像这样"单一式"的脑训练，究竟对我们的大脑的哪部分起到作用呢？在书上并没有具体说明。所以，我认为一个好的锻炼方法最重要的就是：让所有的人都能很容易地接受它。

在以往的书籍当中都存在着这样的缺陷，当你厌烦了这种训练方式或者按那种方式来做没有提高能力的时候，没有可替换的方法，从而让你感到困扰。

另外，市面上出现的脑训练书都不是针对人脑结构发育特点而进行训练的。也就是说，脑训练是需要根据人的个体差异去寻找有效训练方法的。

迄今为止，我所看到的脑训练方法都是通过一些智力测试或者是计算练习来进行锻炼的。我认为这种方法并没有针对人脑结构发育特点进行训练，而是单一填鸭式训练。像这样"单一式"训练方法，乍一看好像无论谁都可以做到，其实，像这种训练不仅仅对每个人要有所要求，而且遇到困难时，还会给人产生一种"无论如何，也请坚持下去"这种唯心论的想法。另外，除了脑专家编写的书以外，其他标有"脑训练"这样的书籍，很多都是没有根据地对大脑进行训练的。

像这类的书我们拿过来读一下便能看出，虽然这些书都是以"脑训练"为中心写的，但仅仅是从心理学的角度进行说明的，并没有从科学角度进行论断。

总之，至今所有关于"脑训练"的书的共同缺陷就是：缺乏一个与自己的大脑相适应的训练方法！换句话说，要锻炼原本的自己。当你决定要锻炼大脑时，一定要做好以自己的自身情况去寻找训练方法的精神准备。我从某个时期就开始考虑了在真正的意义上想成为"聪明的人"和"了解自己"有着什么联系。

　　所说的了解自己，就是要和自己的大脑进行适当沟通。那么，要想和自己的大脑进行沟通，如何才能做到呢？所以下一章主要介绍的就是人的脑区域的表现。

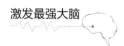

 快速训练脑区域的方法

● 什么是脑区域

为了让大脑得到正确的锻炼，开发脑区域是必要的。"脑区域"这个词大家一定很陌生吧，它究竟是什么呢？在人的大脑里有1000多亿个脑神经细胞。在其中，所有的细胞结合在一起，构成了脑细胞群。在这个群当中，因每个细胞分工的不同，在大脑内划分了几个区域：与思考有关的细胞群占据A区，与记忆有关的细胞群占据B区，与运动有关的细胞群占据C区……

当我们的身体发出某个指令时，所有脑细胞群将协作完成工作。因此，我把每个细胞群所占据的领地，统称为

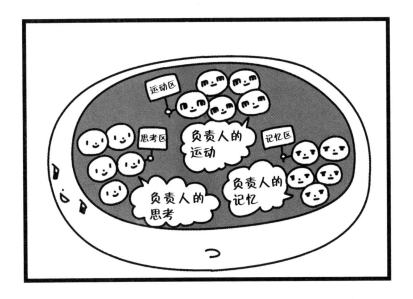

脑区域。

如果说得再简单一些的话，我们可以把根据区域的不同脑细胞工作也不同的大脑用一张"地图"来表示，把每个工作的地点用"区域"来划分，然后再把这张脑"地图"分别标上序号。

从图中我们可以看出，人的大脑分左右两个半球，左右平均60个区，共计120个脑区域。如果按照这样划分的话，20、38脑区域为记忆区；44、45脑区域为交流区；39、40脑区域为理解区……这样一来就很明确地判断出大脑中每个区域都有它所对应的功能。

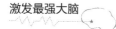

然而，虽然左右脑都存在着相同的序号，但并非承担完全相同的工作。

在120个脑区域当中，一半是属于"大脑"的，而另一半

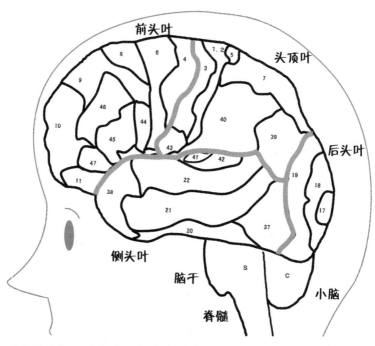

**脑区域是怎样分布的？
从左侧看大脑断面图**

从脑横向切面图来看，在脑的顶端从1开始标记，按照顺序把每个功能区都标上序号，除此之外还有海马体（H）、扁桃体（A）、嗅内皮质（E）、视床（T）等区域，把所有的区域相加，人的大脑里共有120个脑区域。

是由脊髓、小脑、脑干等组成的脑区域。这些部分我们将用罗马字母进行标记。另外，关于这些序号，都具有什么样的功能，又都是怎么对应的呢？本书将不作详细说明。如果你对这个感兴趣的话，请阅读《脑区域训练》（角川SSC新书）。

● 脑区域的原型起源于18世纪的维也纳

　　脑区域自体表达就意味着自我发育的开始。它原型并不是由大脑的每个区的功能决定的，大约在250年前就已经存在了。说起250年前，那时是18世纪莫扎特时期。此人和作曲家莫扎特处于同一个时期，也住在维也纳，他就是德国医学博士弗朗茨·约瑟夫·加尔（Franz Joseph Gall），是研究头盖骨的专家。后来，他开始对人的大脑感兴趣，并进行研究。他阐述了"这个部位和人的社会性有关""这里关系着脑本能的部分"等观点，认为每个脑区域的工作是不一样的。

　　当时显微镜还没有普及，无法对活人的大脑进行解剖，所以对脑的研究也只是从表面上来判断。

　　但是加尔博士以一开始他研究出的"骨相学"（从脑盖骨的外形来判断人的精神能力和性格的方法）为基础，来判断人的大脑是每个区域都有它相对应的工作。但是他的论点没有被业内人士认同，最后，他被维也纳协会开除了。之后他去了法

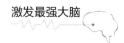

国，并以这个观点作了无数次的演讲，最终"在人的大脑里，每个区域承担的工作是不一样的"这种说法，渐渐地被人们认同了。并且，随着时代的进步，大约100年前，德国解剖学家——布罗德曼博士，发现了在大脑表层有多个细胞群。从现在来看，"布罗德曼脑分析系统图"是第一次明确地根据细胞结构将大脑皮层划分为一系列解剖区域的系统。这也是后来产生脑区域这种观点的根源。

● 脑区域中"脑神经细胞网"要变强

　　和其他脑细胞一样，脑神经细胞也是可以减少的。随着人年纪的增长，它也会随之老化。但是，这些脑神经细胞和数个脑区域构成一个细胞网。而我们需要清楚的是：这个细胞网是随着年龄的增长而成长的。即便它再减少、老化，如果你能让脑区域中的所有区域共同协调发展，让脑神经细胞网变强，脑的机能也就会随着增强。总之，脑区域之间的脑神经细胞网对脑部的工作来说，起着十分重要的作用。

● 脑区域被划分为八大功能区

　　人的大脑里总共有120个脑区域，在上一节里我们已经阐述过了。

如果我们把这120个脑区域按机能来划分的话，分别划为以下八大功能区：

① 思考功能区——主要控制人的想象力、思维及意识的脑区域。

② 情感功能区——表达喜怒哀乐等控制人的情绪表现的脑区域。

③ 传达功能区——是通过与外界交流，来获得信息传达的脑区域。

④ 理解功能区——理解外界所带来的信息，积攒经验的脑区域。

⑤ 运动功能区——协调整个身体的行为及运动的脑区域。

⑥ 听觉功能区——把所听到的信息，传递给大脑的脑区域。

⑦ 视觉功能区——把所看到的信息，传递给大脑的脑区域。

⑧ 记忆功能区——用来积攒信息，并能掌握，进行熟练运用的脑区域。

这些功能都贯穿着人的左右脑。在这八大功能区中，对脑区域影响最大的是思考功能区和情感功能区。特别是情感功能区，它在大脑的"前脑叶"位置，并且，它还在拥有着海马体的记忆功能区的前方，承担着决定一个人的人品的重要工作。前脑叶会在想要表达某种目的和意思的基础上，发出命令。如果情感功能区不能很好地使用的话，就能把人带入沉思状态或者阻挡那些对自己来说没必要的信息。另一方面，由于大脑里的海马体是人学习和记忆的关键部位，当人一旦暴露出自己的喜怒哀乐时，就会直接影响到记忆。比如说，"看到很感人的电影"或"对不礼貌的行为感到气愤"等，在人的情感上处于很大波动的时候，人的记忆力就会加强。而且，情感功能区还控制着思考功能区，它能够抑制你的行为，从这点上来看，可以说它是脑区域当中最细腻的脑功能区。

我们再来看看除了情感功能区外，思考功能区、表达功能区、运动功能区。它们分别分布在前脑叶的周围，都是来驱使你"想做什么"等这一系列自发的想法或行为的脑区域。

另外，位于大脑后方的理解功能区、视觉功能区、记忆功能区是起着唤醒自发的想法或行为作用的脑区域。通过这4个脑区域传递来的信息，进行思考、理解、记忆，作为数据进行储存起来。它们与其他脑区域相比，只是被动地接受。我们可以根据一个人是否灵活利用这些脑区域，来判断这个人是积极主动型还是被动型。

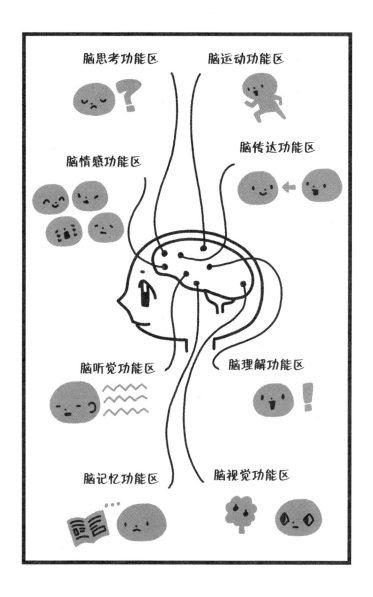

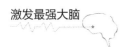

● 脑区域的成长由"脑神经细胞树突"来决定

我们已经知道了在人的脑区域当中，根据其功能被划分为八大区。那么，脑区域是如何"成长"的呢？人脑的脑区域是由神经元胞体细胞集中的地方——"灰质"和神经节细胞集中的地方——"白质"构成的。这些神经元、神经节细胞的成长（见下图）：白质厚度变粗，灰质的表面积将随之变大。这种变化形态，因为很像树木的树枝的生长，所以我们把它称作"脑神经细胞树突"。从MRI来看，刚刚出生的婴儿的大脑中的脑神经细胞树突并不发达，充其量只能看到运动功能区里少许很细的分支。但是，当由婴儿发育到成人这期间，每一个脑区域的信息量也随之增多，脑神经细胞树突也变得发达了，它

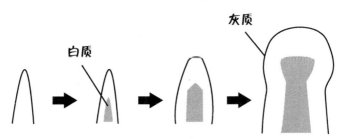

脑区域是怎样成长的呢？

白质发达的同时，灰质的表面积就扩大。这个成长的过程，跟树上的树枝成长状态很相似。

还连带着其他的脑区域不断成长。

另外，它会在数个脑区域当中获取信息，积攒经验，从而使脑区域中的脑神经细胞树突变粗——它即是这样通过获取信息而成长的。但是，成长顺序和成长的形状（脑神经细胞树突的粗细程度）是因人而异的。这就叫作脑的"个性"。有人会有这样的疑惑，所有人的大脑的形状都长得一样，但是，为什么每个人会有不同的想法呢？其原因就是：每个人的生活环境不同，大脑的运用方式也不同，从而产生的想法也不一样。当然，这可以说是一个因素，还有另外一个因素就是大脑的成长方式不同也会造成每个人的想法存在着差异。

● 脑区域之间要相互配合着锻炼

为了能让脑区域当中的脑神经细胞树突变粗，最重要的手段就是不断地积累经验，不断地去使用它。如果你总是反复运用相同的经历，它是不会往你所期待的方向成长的。比方说，当我们想提高数学成绩时，并不是重复地去做一道题，而是要挑战从来没做过的题。这其中的道理是一样的。特别是对于我们经常使用的脑区域来说，要让它体验从没体验过的经历是必要的。

另外，如前面所叙述的，脑区域之间是相互联系的。例如，当你一边听对方讲话，一边思考的时候，负责听觉作用的听觉功能区和负责思考作用的思考功能区是相连的。同理的还有：在你一边看文章一边思考时，视觉功能区和思考功能区是相连的；当听完音乐之后，心情变愉悦时，听觉功能区和情感功能区是相连的；如果你随着音乐伴唱的话，它也和控制"嘴"部运动功能区相连。像这样，脑的活动是由脑区域当中的每个功能区相互配合进行的。如果能很好地利用这种合作关系，脑区域之间就能相互配合着锻炼。

● 激发处于休眠中的脑区域

根据前面所叙述的，我们来看一下不同年龄的人的脑影像。可以看到的是刚刚出生的婴儿的大脑，脑神经细胞树突几乎处于不发达状态，从图片中可以看到大部分区域是空白的。但随着年龄的增长，脑神经细胞树突也跟着成长、变粗。原本空白的区域，逐渐被黑色的脑神经细胞树突覆盖。

我们再来看一下右侧的成人的脑影像，从图片中可以看到，脑的大部分区域都是黑色的，只有一小部分是白色的。其实，这白色的部分就是处于"休眠中"的脑区域。那么问题是，我们如何去激发这部分休眠状态的脑区域呢？在这部分脑区域里，它们获取不到成长过程中必要的信息，因为它们都是

"休眠中"的脑区域

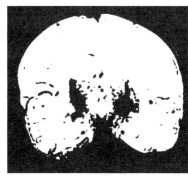 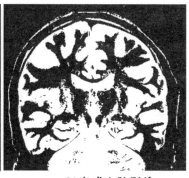

新生儿脑影像　　　　　　　23岁成人脑影像

白色的部分为"休眠中"的脑区域。在这个区域
中存在着具有成长可能性的潜在能力脑细胞。

未发育成熟的细胞。我们把这部分隐藏着可能性的细胞定义为
"潜在能力脑细胞"。我们可以给这些潜在能力脑细胞一点刺
激，让这些从不发挥功能的细胞都复活起来。

　　首先我们要做好激发这些脑区域的精神准备。由于每个人
的生活模式和思维方式存在着不同，经常使用哪个脑区域也是
不一样的。例如：作为营业员来说，和很多人说话是他的工作
特点，所以他经常使用负责语言能力的脑区域。但是，反过来
说，除了那儿以外，其他功能的脑区域几乎不使用。像这样的
人，在不工作的时候，应该锻炼语言功能区之外的脑区域。而
相对的，像从事不太和人打交道的工作的人，下班之后一定要

锻炼脑语言功能区。只要清楚知道自己从事的工作是什么性质的，在哪方面最用脑，就能够判断出自己要锻炼大脑中的哪个区域了。

● 重新认识脑的潜在意识的表现

在刺激处于休眠状态的脑区域时，最重要的是要解除脑中的潜在意识。所谓脑的潜在意识是指在平常生活当中，大脑里出现不擅长做某事的意识的表现。例如：想说的事情不能很好地表达出来、经常迷路、容易忘掉人的名字、没有节奏感等，这些都是脑中潜在意识的表现。那么，为什么会不擅长这些呢？那是因为发挥那项能力的脑区域是处于休眠状态的。这些脑区域没被使用的原因是一开始就没给它使用的机会，或者是因为感觉到疲劳，故意躲避接受信息等各种各样的理由。无论理由是什么，总之，这部分脑区域是不工作的。因此会有很多人受到这部分脑细胞的影响，出现"大脑不聪明"的潜在意识。那究竟为什么会产生这样的潜在意识呢？估计是因为在学校教育体制中，深信"学习不好=大脑不聪明"的原因吧！其实，除了学习，在其他方面，比如体育运动等这样的领域中发挥实力也是可以的。但如果在这方面也不能发挥水平的话，人就会产生"自己做什么都不行"的意识，往往会带着消极的态度去做事。

在我看来，有这样想法的人犯了个很大的错误。即便那个人学习成绩是多么优秀，他的脑也并非所有的脑功能都比普通人优秀。当然，带着"在校学习成绩好"这种的自满意识，到了社会之后，一定会遇到很大的挫折。但是，说到底，日本学校的教育还是倾向于重视学习成绩而忽视其他方面的能力。正是因为那样，接受不到锻炼的感知和行动力的脑区域，让它们处于休眠状态中，实在是太可惜了。

在人的大脑中是不存在"不想成长"的脑区域的。正是因为存在着"无论做什么都不行"这种意识而让你放弃做任何事，等信息还没传达到脑区域时自然也就停止了，最终妨碍了脑成长。让我们重新认识脑的潜在意识的重要性，无论如何也要相信自己的大脑是具有潜力的。

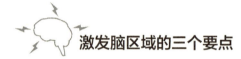

激发脑区域的三个要点

以上介绍的是人的脑结构和脑区域的概念。从本节开始，将介绍如何让你的脑区域中的八大功能区变强。在我们进行脑训练时，要从哪些方面注意呢？实际上，要想有效地锻炼大脑，是有几点需要注意的。我总结了以下三个要点：

要点一：日常生活习惯的改变

第一个要点就是改变日常生活。

它将与我们在日常生活中所形成的习惯息息相关。比如说，如果你一天的伙食费是2000日元，突然变成1000日元的话，你会怎么样呢？一定会感到很困难吧！

因为你已经习惯于每天2000日元伙食费的生活了。

如果你规定自己一天伙食费只能用2000日元的话，你就会考虑"去餐厅吃饭的话，会超出自己的预算，所以决定不去了，便当498日元，这个是可以买的"。像这样边考虑着边买，每天计算着自己的伙食费，久而久之你就养成每天固定2000日元伙食费的开销了。

然而，让你从2000日元每天的伙食费减少到1000日元的话，还想维持以往的生活水平，你就不得不采取一些办法了。比如说：在外边买着吃换成自己做。买东西的时候，同一类东西可多买一些，减少买东西的次数。关键是当你在一点一点地去改变自己的生活习惯的同时，在你脑区域当中的那个已经形成的习惯将会开始动摇。即使你在这之前，偏好使用哪个脑区域，由于生活习惯的改变，它将在你的大脑中制造出新的经验，这时正处于休眠状态中的脑区域会受到刺激，同时也会与其他的脑区域发生连带反应。生活习惯的改变，它不仅仅关联着对自己的重新认识，也是大脑自我的检查、脑使用方法的更新。

我认为像这种"自我改变"对从事商业的人士来说是特别有效的方法，它适用于经常工作繁忙或长时间内进行冗长复杂工作的人。像这种类型的人，就会让大脑形成不好的习惯。通常来说，大脑一天的使用时间是8~10小时。如果超出这个时间工作的话，持续性地用脑就会使大脑产生疲劳，工作效率下降，从而导致事倍功半。像这种长时间工作的人，需要改变一下自己的生活习惯。例如：有些工作可以委托别人帮忙完成，或者是在工作中稍作休息，转换一下心情等，我认为这些都是必要的。在日常脑训练中为了脑部锻炼，不需要事先做什么准备或购买特殊的器材，只要在你的生活中做一点点调整，就能够刺激到不经常使用的脑区域。

要点二：了解用脑习惯

第二个要点是了解脑的习性。当我们在做一些事情的时候，会出现无意识地用手托着下巴、抖腿之类的动作，这样的习性在人的脑中也是存在的。大脑的习性主要有两类，分别是大家共有的习性和每个人特有的习性。其中说到大家共有的习性，究竟是什么呢？它具备以下四个特征。

第一个特征是：当我们受到称赞时，会感到喜悦，这是人的一种习性。同样，人脑也具有这样的习性。能看出，这点是大家共有的。当听到他人称赞你做得好的那一瞬间，脑听觉功能区便会对这个积极的信息做出反应，如果你越发想得到他人的赞许，你就会越发努力地去做。同样，当你被他人称赞"能言善辩"时，脑传达功能区会做出反应；当被他人称赞你"眼光敏锐"时，脑视觉功能区就会做出相应的反应；当你得到像以上这些表扬的话，它会促使你的大脑向理想的方面成长。

第二个特征是："用数字说明"容易理解。它与在"有效锻炼脑区域的要点"上举出繁多的项目说明相比，明确地举出四点并逐一介绍，这种方式更容易被大家所接受！当看到所提示的数字时，大脑就会很容易地对其内容有了整体的认识。

第三个特征是：用一个数字限定，确定ON/OFF的时间。比如说，当你决定今天下午4点之前结束工作，这时你就会边工作边思考着如何能在规定的时间内完成。并且，当你工作结束的那一瞬间，大脑将被从那个思考中解放出来，并转移到另外一个思考中去。像这样做某事时用一个时间去限定，它就会控制着脑的思考。

第四个特征是：通过睡眠，来积攒能量。睡眠不仅是让疲劳的身心得以休息的方式，而且，在睡眠中，大脑处于对从外界获得来的信息进行储存、整理的状态。如果人一直不休息的话，大脑便进行不了这项工作。当觉得有困意时，如果你还继续工作的话，工作效率会下降。相反，如果能稍作休息的话，即便是很短时间，也能使大脑变得灵活，工作效率就会提高。

以上就是大脑固有的"习性"。

　　由于人的不同，脑所特有的习性是什么呢？简单来说，请设想一下某个人是思考型的，那么，"喜欢、讨厌"这种习性会给大脑带来很大的影响。比如说，有这样的人，"只喜欢看漫画、不喜欢看书"。像这种人因"从字面上去想象画面"的这种思考回路不完善，即使让他只看图，不看对白，内容也会很难理解。

　　人一般都会选择做自己喜欢的事情或令人心情舒畅的事情，所以对于喜欢漫画的人来说，如果任由他们去选择的话，他们也许会光看漫画！这个就是人固有的"习性"。所谓的"脑的习性"就是在你的大脑里已经形成了像"高速通道"一样的一条回路。如果你的大脑中的想法总是来往于"高速通道"上，你就会很轻易地完成事情。但是如果没有了"高速通道"（没有自己的喜好）的话，就必须从"修路"开始，所以就要花费时间。因此经常嫌麻烦的人的大脑中就不具备这条"高速通道"，所以做事经常半途而废。但是这个习性也不是绝对不可以改变的。请看下页图，这是一位女性MRI大脑影像。一般女性在判断事物的时候，容易拿过去的事情为例去思考事情。也许这么去想，问题就会变得很简单了吧！因此，像从自己的实际情况去分析"事实上说明着什么"的时候，我们能看出，箭头所指的那部分的脑树突明显很发达。这个可以说是一个根据潜在意识，而创造出来的脑的新习性的成功例子。

用MRI影像来看脑的习性

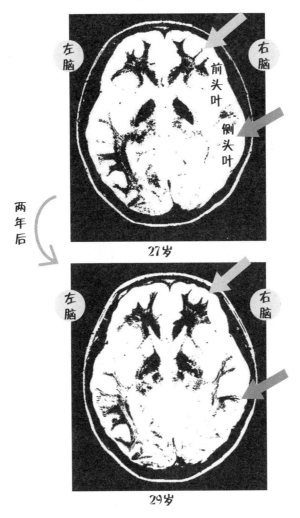

两年后

27岁

29岁

最上面的那幅图片是A女士（27岁）的大脑图片。通过这两幅图片，我们能看到它有什么变化吗？经过两年的训练，我们能够清楚地看到右脑的侧头叶和前头叶的生长。从箭头所指的部分能够看到脑神经"树突"已经变得发达，这说明大脑思考的"高速道路"已经形成了。

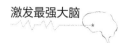

我们要想提高脑效率的话，就必须了解自己的大脑的习性和特征。在实践锻炼（training）的时候，请牢记这一点。

要点三：用"主动思考"去表达

大多数的人，无论是在工作还是在生活中，都会有很多"应该要做的事"吧！

对自己来说，即使有"想做的事"，也有很多理应做不到的事情，然后，你无论做什么事都会一边做一边想"必须做到"。最终导致你陷入了"被动去做"的状态。

我把这种被动的状态称为"被动思考"。另外，与"被动思考"相反的思考方式称为"主动思考"。

在大脑受"被动思考"支配的情况下，比如说在工作中你会接受到上司的命令，像这种情况，你的脑听觉功能区处于被动状态。在你被迫阅读工作资料的时候，脑视觉功能区处于被动状态。为了能够锻炼脑功能区，学会把"被动思考"变成"主动思考"是非常重要的。作为那个环节我们要做的是自主地去存取信息。

这种获取信息的行为，如果从被动这一点来说的话，总感觉像是"被动思考"；如果是主动获取信息的话，那就成了"主动思考"。

在打开电视的时候，无意中看到棒球转播和抱着想看棒球比赛的心情去看转播，这就和最开始的那种意识产生了极大的反差。后者表达了是在主动思考，想要的信息必须通过自己积极思考的方式去获得。然而，在前面所说的被动思考中，只因为是被动获取传递过来的信息，所以就变成了单方面的被动思考。

由于锻炼大脑的这种行为，是需要在目标明确的情况下进行的，如果是在被动思考的情况下进行的话，是没有效果的。虽说在大脑里存在着不去使用的脑区域和处于休眠状态的脑区域，但是，正在使用的脑区域会自然而然地变成"主动思考"。相反，不去使用的脑区域将有可能会变成"被动思考"。要想改变自己大脑的习性，那就必须把大脑中的每个脑区域从"被动思考"转变成"主动思考"。那么，下面所要介绍的脑区域训练就是这种意识转变的开始。通过给大脑中的每个脑区域施加刺激来使它们从"被动思考"转变成"主动思考"。如果能够完成这种转换的话，那么你就会和以前被动的自己完全不同了，就诞生了一个无论什么事都可以积极向前的你。

Chapter 2

脑思考功能区的训练

脑思考功能区

　　脑思考功能区位于大脑的左、右半球的前脑叶的位置。所谓的前脑叶，就是位于靠近大脑中央沟前方，控制人的思考、欲望和创造力等高级脑功能区。因此，脑思考功能区具有像"想成为"这样带有期望性强、集中能力强的特征。在左脑的脑区域当中，它一般是作判断、回答时使用；而在右脑这侧，则是对图形、影像的构想等，不需做出明确回答时使用。

　　其中，如果让右脑这侧的脑区域过度工作的话，就会让人产生模棱两可的想法，不能做出明确的回答。往往就变成了优柔寡断的人。相反，如果让左脑这侧的脑区域过度工作的话，就会对某个知识产生固定的模式和框架，有可能成为不会变通、一意孤行的人。在脑思考功能区里，有做决定的（10号）脑区域。如果通过脑MRI影像来看，主观性强的人在那个区域里的"脑神经细胞树突"会变粗。也就是说，脑思考功能区发达的人一般是经营者或者是学者。特别是经营者，他们在关键时刻要做出最重要的决策，所以大多数经营者的这个脑区域都很发达。

思考功能区

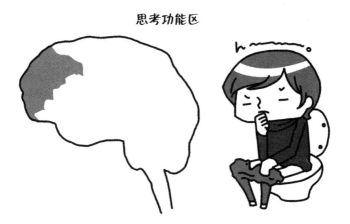

另外，脑思考功能区有着容易关联到人将来的理想这个特征。"想取胜""想存钱""想拥有"持有这样强烈想法的人，为了实现那个目标，它将向大脑的理解区、听觉区、视觉区、记忆区做出明确指示："请去收集所需要的信息。"由于脑思考功能区和控制人的五感的脑区域有着密切的联系，一旦接受具体的命令，就会接连不断地收集所需要的信息。如果这样考虑的话，脑思考功能区就是人"大脑的司令部"。

1. 在20个字以内制订自己"一天的目标"

在上班族当中，会有这样一些人，习惯了早起、看报纸、看书、发邮件，有效率地进行着一天的工作。但是，也会因为忙而使生活习惯不规律，没有自己的休息时间。如果你是那样的人，早上出门之前请制订一个自己一天的工作目标，尝试着在20个字以内进行概括。

例如：像"无论遇到多大困难也要成功"（12个字）这种感觉的语句。这个与概括文章是完全不同的，因为它不会花费你太长时间。当你尝试着做了之后，就会感觉到你的精神压力倍减。尽管如此，为什么这个会成为脑思考功能区训练的一种方式呢？在你要制订这一天的目标时，肯定会先考虑当天的日程表，然后考虑哪个是重点目标，按照怎样的方式进行吧！

　　这一系列的实际训练会让你的脑思考功能区变得更加灵活。另外，限制在20个字以内进行概括也是有它的意义的。为了能简洁明了地表述出来，就要选择恰当的词。斟酌用词也能促使脑思考功能区进行工作。另外，做这个训练一定要在早上进行。为了能有很好的效果，保证充足的睡眠是必要前提，充足的睡眠能够使头脑变得清醒。当你因思考受到阻碍而苦恼时，请暂时中止工作去睡一觉，起来之后你会感到大脑变得灵活。类似这样的经历无论谁都有过。在当今年轻人当中，有很多人因为忙于工作而导致睡眠不足。正因如此，造成了脑功能不能得到充分利用。要想从一天早上开始就能充分地利用大脑，保证充足的睡眠仍然是必要的前提。

2. 试举出你身边人的3个优点

　　听朋友讲："有一天下班后打算放松一下，于是进了一家西餐厅，刚坐下，就注意到坐在自己旁边座位上的那位年轻的男人和一对看上去关系比较亲密的中年夫妇迎面而坐，气氛十分异常。"朋友就在旁边一边喝着咖啡一边留意他们的对话。原来，那个年轻的男人是个用情不专的人。他在和妻子的父母

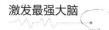

谈离婚的事情。由于那对夫妇认为自己的女儿受到了伤害，所以目光中充满了憎恨，无数次地质问他："你真的能让我们再相信你吗？""拿出你的诚意来。"也许在没发现他对感情不专之前，双方的关系还算不错。

但是，正因为他的不专一，而导致妻子的父母一直持有自己女儿"被骗了"的这种想法。这样一来，因为一次关系的恶化，就演变成了只看对方不好的一面。也许这也是没办法的事情。但是，对某个人的看法一旦认定了，让人遗憾的是，就不想再去努力地寻找对方的优点了。

因此，请你尝试着说出你的丈夫、妻子、好朋友，或者是公司的领导、同事等和你最亲近的人的3个优点吧！这样训练的目的是让你不仅去考虑对方的为人，而且还能重新对这个人做出判断，转换自己的思想。平常与人交往时，自己的急躁情绪常常不能控制。但是，如果我们换位思考一下，就能抑制住自己的情感流露，使事态的恶劣影响达到最小化。

另外，在这个训练中"3"这个数字是最重要的一点。我们要按事先决定的数字，即使是印象很差的人，也请你勉强地找出他身上的3个优点吧！例如：虽然那个人因说话鲁莽被大家讨厌，但是，他有着对工作负责、衣着整齐干净，并且每当说到漫画时，他就会越说越起劲这样的优点。像这种强迫自己去寻找他人优点的行为，能够锻炼大脑的思考力。

3. 对加班说 "NO" 的一天

要决定一周有一天不去加班，这种训练的目的是强制性工作。最不好的工作模式就是给自己设置成拖拖拉拉、磨磨蹭蹭的工作状态。当你反复操作同一项工作时，你的大脑也在使用同一个脑区域，大脑思维就不能很好地转换。导致无论怎么工作，工作效率都不会提高。

但是，如果明确了工作结束的时间，结束后又开始做其他的事情时，就会使用不同的脑区域，大脑思维就能够很好地转换。

像这样，有意识地去划分工作时间，再加上自己努力，你会看到很好的效果。在脑思考功能区上，承担着付出努力的是左脑区域。相反，右脑区域有着优柔寡断的一面，如果不用时间和数字把它进行划分或限定的话，大脑的思维就会在同一个地方原地不动，使之不前。

在我们上小学时，暑假只要有作文作业，我想无论谁都有过 "赶快完成它" 的想法吧！但是，一旦拿起笔想要写时，却没有想要写的内容。于是就这样一拖再拖，直到暑假结束。想

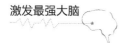
必这样的经历大家都有过吧！那么，为什么会变成这样呢？

正因为"完成作业"这个行为并没有受到具体的时间限制，所以"写吧"这种想法接连不断地只在右脑中徘徊。但是，在暑假马上临近结束时，就变成了迫不得已、非写不可的状态了。于是便出现了让你意想不到的结果，那就是在很短的时间里，居然能写出很好的文章。这个不正是因为，你给大脑制订了一个期限的原因吗？如果有了这样的限定，它会将一直在右脑中徘徊的想法，负责转移到左脑，使左脑也参与工作。比如说，你可以制订"第二学期初"之前完成这样的一个期限，然后进入倒计时，作文将会在这个期限内完成。让想法在右脑中活动的同时把内容塞进去也是很重要的。如果在时间不充裕的情况下，那么就请暂且制订一个期限再进行工作吧。如果你想养成这种能力的话，那么第一步就请尝试着去制订"对加班说'NO'的一天"这样的训练，怎么样？

4.故意输掉游戏

我们每个人都会有"想取胜""想比任何人都强"这样的想法吧！回忆一下，大到历史上的战争、现代的企业之间的竞争，小到坐车时争抢座位。我们经常不知道会和谁变成竞争的关系。其实，无论谁都想要拥有一个比他人更好的生活，这种想"超越他人"的想法是可以理解的。

那么，这种想取胜的心态，和玩游戏是一样的。在玩游戏时，无论谁都想去赢对方吧！因此它决定着胜负。所以，我想请大家尝试着玩一下故意输掉的游戏。例如：猜拳游戏。以前在电视里看过这样的游戏节目，要求是对方出"石头、剪刀、布"之后，你要设法输给对方才算获胜。

有意思的是，对方出"石头"时，你本来打算要出剪刀的，但最终出了"布"。其实这种想取胜的心态早就已经扎根在你的大脑里，即便是你最后出的，但"想输掉"的这种想法并没有在大脑中运行。另外，像竞技类游戏中的围棋、象棋，它们都是要考虑对方下一步如何布棋以及应对策略。而且每一步的走法要提前预料到，预计可能发生的每一种可能来决定胜负。所以，如果对于通晓象棋和围棋的人来说，"它是以输为前提的对战，如果没有一定实力的人是绝对不可能做到的"。听说在下棋时不会有人想着对手是"赢家"或者是"输家"。像这样，在游戏中尝试着故意去输掉这种行为，能够养成把自己放在不同的情况下去思考的能力。这种明显的视点转变，会最大限度地使用到脑思考功能区。

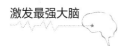

*5.*尝试着以相反的角度去思考自己的意见

　　医生给患者治病的时候，必须替患者想到最坏的结果。对医生来说，最坏的结果就是患者的死亡和没有预兆的病情。为了预防这种情况发生，医生首先要考虑的是用什么样的方法才能不让病情恶化。在治疗期间会设想以这种方法治疗会引发什么样的反应，并从哪些治疗方案中一一筛选，最后确定一个治疗方案。相反，如果决定采用这种方法治疗，而不去预测意外的情况发生，也许就会导致最坏的后果。尽管治疗的成功率是90%，那么剩下的10%医生也会反复琢磨研究，尽可能让成功率达到100%。这种想法不仅仅只限于医生，所有工作都如此。即便是自己已经决定好了的想法，也要从相反的角度再去反复琢磨。如果能从相反的角度，把自己的想法重新思考一遍的话，最后它会变得更有说服力。所以，经常进行这样练习，你的视野就会慢慢扩大。相反，对自己的想法非常有自信的人，往往就会形成思维定式，视野也就会慢慢变得狭隘。但是，如果让思维向相反的对立面的方向发展，换个角度深入地进行思考问题，就能防止被自己的想法束缚。像这样经常在大脑中对自己的意见进行反驳，脑思考功能区会不断地工作。

　　以前听过这方面被证实的消息。现在很多成功的经营者们，在看报纸或者是新闻时，习惯了把解说员的想法和意见从相反的角度去思考。在公司经营这方面，管理层会对你的决定进行讨论。那么我们就以为了能让他们接受自己的决策作为训练目标，开始进行模拟训练吧！像这样，它会给你设定不同的场合，让你去思考。我称这种训练为"思考测试"。这种思考测试，就是为了能让我们从多角度多方面去思考问题，从而给大脑带来强烈刺激。因此，我们要尽可能地让思考类型多样化，这样才会给平时不去使用的脑区域很好的刺激。

6.在睡前必须记下3件事

　　当你工作很忙时，被人问"上周三你做什么了？"你会有怎么想也想不起来的时候吧！同样，如果从早到晚一直都忙着工作的话，有时就连星期几都记不得了。这时，你就无法去总结这一天所做的事情。为了能做到对自己的一天进行总结，那么让我们在睡觉之前抽出一点时间回想一下这一天你所做的事情吧，哪怕只有几分钟的时间也可以。对不知道如何具体去做

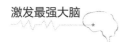

的人，可以回想一下这一天当中你"最高兴的事""最糟糕的事""还没做完的事"，然后把它记录下来就可以了。

假如以你这一天当中最糟糕的一件事为例，比如说"平时30分钟就应该完成的工作，今天竟用了一个多小时才完成"，如果是这种情况，你可以去尝试着想一下原因。或者，如果你意识到，"平时还能抽出5分钟休息时间，今天却没有了"的话，那么，请你一定要做到下一次必须抽出时间休息。或者还有，因延迟工作时间而感到疲劳，工作没能全部完成的时候，你也可以这样去考虑——明天从未完成的工作开始呢，还是和平时一样先工作，然后在空暇时间里去做前几天未完

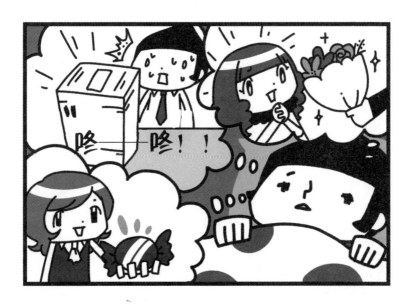

成的工作呢？

　　相反，如果是平时一个小时完成的工作，这次仅用了30分钟就完成了，那么请你回想一下这次与平时做得不一样的地方，还可以去考虑如果今后遇到类似工作的话，用相同的方法去做怎么样呢？

　　在你睡觉之前，像这样反复进行思考，哪怕你只用一点点时间在脑中进行整理，就能够激活到你大脑中的脑思考功能区。

7.休息日出行计划让他人决定

　　以前，我曾带我的侄子看过《神奇宝贝》这部电影。因为平时我只去看感兴趣的电影，所以我现在还清楚地记得当时心情很沉闷，认为这个岁数了还看《神奇宝贝》不合适。在电影开始之前，根本没打算用心去看它。但让我难以置信的是，很快我就被带入了电影的世界里。岂止是那样，还有个重要的发现，就是电影里的影像切换得如此频繁。在那之前，我深信自己对分析、处理视觉信息还是很强的，但是当时就感觉到自己的大脑跟不上影像切换的速度了。让我很吃惊的是发现了自己对动体视力，在不知不觉中下降了。仅仅注意到了这一点，对我来说就有很大的意义了。看了原本不打算看的电影，体验到了平常体验不到的经历，发现了在这之前不曾留意的事情。

像这样，来委托你的家人、朋友、男朋友或女朋友等，让"他人"来决定你的计划，并按照那个计划实施，就能够锻炼到你的脑思考功能区。例如：如果要制订一个旅行计划的话，而对方又是个喜欢在同一个地方待很长时间的人，那么就尽可能尝试着给他制订一个经常需要乘换电车这样的计划吧！也许你会认为一直在乘车，不是很厌烦吗？可是实际上，在这样的旅行当中，你可以看窗外的景色，可以和车里的旅客聊天，它会让你有意想不到的收获。

像这样，委托别人决定你的计划，换句话说，就是用别人的思考方式代替你去做决定，决定出来的计划一般都是你不会去的地方或者是要你采取预想不到的行动。而意外的是，这种训练将会刺激到正处在休眠状态中的脑区域。

我们的大脑即使在日常生活中，也会无意间经常去使用同一个脑区域，其实那样是不好的。如果经常使用同一个脑区域，会增加它的负担，导致过度疲劳。

换句话说，你可以委托亲近的人来为你决定出行计划，用你平常不太使用的思考方式去行动，根据脑区域的转换，来提高你大脑的工作效率。

8.每天睡10分钟的午觉

当让你必须拿出一个好的方案，即便你拼命地不停地去思考，也不会想出来的。因为，大脑长时间持续工作，大脑会产生疲劳感，思考能力也会下降。为了能更有效率地去思考，划分时间、转换思考方式是必要的。但是，想完全转换思考方式并不是一件简单的事情。对此，有人用"稍作休息"来转换自己的思考方式。但是，如果从脑工作机能来看，不能说仅仅那样做就足够了。要想很好地转换思考，最简单的方法就是在休息的时间里睡觉，时间哪怕只有10～15分钟也没关系。也许有人会有这样的顾虑："睡一觉起来，是否能恢复到之前的工作状态呢？"其实，短时间的睡眠是可以让工作进展得更顺利的。哪怕只睡10分钟，在这期间也能让你的大脑完全得到休息。那么，最好是能让自己的思考从开到关进行转换。

当你的思考没有了头绪时，仅需要睡10分钟就可以。

如果你能反复去做这个训练，就能很轻松地控制自己大脑的开关。如果不去考虑用脑的时限性，大脑的血压就会上升，容易让人处于紧张状态。其结果会导致睡眠不足，严重的可能会引发失眠等症状。失眠症是由于过度使用同一个脑区域，导致大脑不能很好地从紧张的状态中释放出来。为了防止这种情况发生，让我们养成每天睡10分钟午觉的习惯吧！这样大脑的开关就会有意识地进行转换。为了能很好地控制思考提高脑的机能，通过睡眠让脑压下降是很重要的。

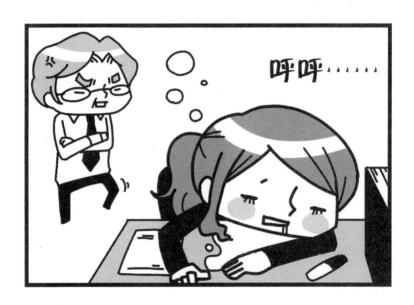

9.每天坚持按摩脚和腰部的穴位

如果在你工作或者是学习中蛀牙突然疼了起来，你能维持在这之前一样的集中力吗？恐怕，你只会注意到牙疼，做任何事情都不能集中精力吧！

那么，为什么集中力会下降了呢？

在脑中有一个部分叫作"超前脑皮层"，当好多事情同时进行的时候，在这里会暂时存储整理收集来的信息。当牙疼起来时，向超前脑皮层输送的血流会一下子增大，对那个意识的比重就随之增强。结果是意识都集中在脑中很多血流被输送来的那部分，而不去注意其他部分了。这正好像是大脑发出命令一样"让意识集中在牙疼上"的状态。因此，除了牙疼之外，你的意识就不会集中在其他地方了。当然，这不仅仅局限于牙疼上。生病、受伤也是同样的道理，这时你的意识将集中在患处。另外，即使是肩膀发酸、发痒等没有比生病、受伤更能深刻地感觉到身体的异样，但意识也会集中在有问题的部位上，思考能力就会随之下降。因此，为了能保持健全的思考力，我建议大家要经常对脚、腰的穴位进行按摩。对脚、腰的穴位按摩和锻炼脑思考功能区，乍一看，好像两者没有任何关系。但是在想减轻脑负担、提高集中力上，是非常有意义的。和按摩一样，好好洗澡也是很重要的。由于身体紧张，无意识中也加大了对超前脑皮层的负担，通过洗澡可以减轻相当一部分负担。在身体轻松的状态时如果使用大脑的话，要比承载着负担之前更容易集中。有因为忙而懒得去洗澡的人，其实这个最能够妨碍大脑思考。在忙的时候，按按摩或者是洗个澡，让身体变得轻松是很重要的。

🧠探索脑科学

创造出不怕胜负的大脑

一到决胜负的时候，有些人就怎么也发挥不出自己的真实实力。在平常训练时能够做到令人满意的结果，可是为什么一到正式的时候就不行了呢？

这样的情况，大家称它为"意志力脆弱"。那么就让我们从脑区域这个观点来解释一下"意志力脆弱"吧！之所以"一到决胜负的时候，总是拿不出平时的实力"，是因为大脑中的"某区域"不能很好地工作，出现混乱状态。思考区和情感区的两个脑区域（10号和11号），在人的两个眉头里侧，容易受到人的情感影响，出现抖动特征。也就是说，意志力脆弱，如果换一个表现形式来说，就是脑区域脆弱。如果想创造出不怕胜负的大脑的话，让思考区和情感区这两个脑区域变强是最重要的。

脑情感功能区的训练

脑情感功能区

在脑的最里面有个控制情感的扁桃体，这个扁桃体就在脑情感功能区的中心部位。在左脑的脑区域里说"我喜欢你"或者"我讨厌你"这样的话时，它将会刺激到你的情感。相反，在右脑脑区域里这些犹豫不决的词汇，如"也许喜欢""也许讨厌"将被黯然的情感刺激。

脑情感功能区最大的特征是老化慢，它随着人的生命而成长。实际上我们通过MRI影像可以看到，人的脑情感功能区不容易衰退，假设你活到100岁，它也会跟着你一起成长。脑情感功能区发达的代表职业是演员。他们随着年龄的增大，演技就会变得纯熟。这个也是情感表现力逐渐发达的原因。话虽如此，在平时突然发火或者马上沉默等情绪波动大的人，无论你怎么优秀，都会被人敬而远之。所以说控制好自己情感也是很重要的，如果看错时机表达情感，容易给人际关系带来不好的影响，所以，对此加以注意是必要的。

另外，脑情感区域和脑思考区域是紧密相连的。打比方来说，情感区可以比喻成"天然气炉"，思考区就是"烧水的水壶"。如果打开炉子的话，就能加热，使水烧开；关上炉子的话，水就会变凉。同理，如果思考开放，情感就兴奋；冷静思考的话，就会抑制情感。为了避免这样的事情，我认为情感波动大的人，有必要锻炼一下自己的脑情感功能区，保持平和的心态去锻炼是最重要的。

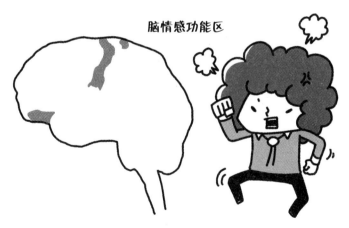

其他还包括在大脑内部的A区域（扁桃体）、T区域（丘脑）、Hy区域（丘脑下部）。

10.在出门之前"无论发生什么事，都不要生气"

当生病、受伤或者出现蛀牙很严重时，血液会流向大脑的超前脑皮层里，这一点在上一章已经阐述过了。

不仅仅是在身体不适时，发怒或兴奋时也会有大量血液流入超前脑皮层。这个就是所谓的"脑部血压升高"的状态。在你的周围，一定会有因为一点小事就会生气而造成脑部血压升高的人吧！我们来探究一下这种人生气的原因。爱生气的人，多半是身体上隐藏着"疲劳感""肩周炎""腰酸腿疼"等身体不适情况导致的。当身体感觉到不舒服时，人的思考能力下降，会直接影响到情感的波动，因此发怒、埋怨这种情绪也随之表现出来。由此可知，脑情感功能区和脑思考功能区是紧密相连的。不过，因为一些很小的事就生气的人，不仅会影响自己的日常生活，还会让人怀疑你的人格问题。

为了避免这种情况发生，早上出门之前一定要好好地劝自己"无论遇到什么事情，都不要生气，如果抑制不住的话，就离开，对每个人都要做到亲切、和蔼"。

这样，超前脑皮层就会执行这个指令，也不会因在思考或情感上的一些细微变化而产生波动，能够让你以平和的情绪度过每一天。还有，在大脑中控制获取知识的地方和情感的地方是不一样的。也就是说，聪明的人未必是心宽的人。当说起有知识的人情感是否是丰富的呢？那就得另当别论了。实际上，即使头脑聪明也有很多人是冷漠的性格，反之亦然。无论是知识的获得，还是丰富情感，都必须进行各自的训练。

11.举出"让自己快乐的10件事"

在我们生活的每一天当中，并非都是很快乐的，有时会伴有痛苦、情绪低落的时候。但是，为了能集中精力做好眼前的事情，关键是要学会把一些负面情绪隐藏起来，快速地转变心情是最重要的。随着时间的流逝，人不会有永久的烦恼。那么，转变心情的唯一方法就是回忆过去让你最开心的事情。比

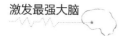

方说，小时候在海边无忧无虑地玩耍；学生时代，和朋友一起
去旅行，一路上有说有笑、追打嬉闹。像这样令人难以忘怀的
回忆谁都有过吧！当你回忆起这些愉快的事情时，即使再烦的
事情、再痛苦的感觉，也会随之消失，心情就会变好。因此当
情绪低落时，不妨想想过去开心的事情，并请尝试着列举出让
自己快乐的10件事。

这是个锻炼脑情感功能区的训练方法。为什么这么说呢？

这种锻炼方法，是利用过去的记忆来控制现在的情感。
回忆过去的事情，让你的快乐的情感再现，用再现的过程刺激
你的脑情感功能区。另外，当你在回忆快乐的事情时，"什么
事是最高兴的呢""为什么会高兴呢"会一起出现在你的脑海
里。这样的话，由于当时的情感是以新的形式出现的，因此会
加深你的情感记忆。

*12.*用10天的时间戒掉你的"嗜好"

在工作休息期间，有人有去吸烟室抽根烟的习惯。对于
本人来说，也许这是让人心情放松、缓解压力最好的办法。但
吸烟只不过是暂时让精神放松。从长远来看，吸烟是有害健

康的，会让人精力不集中，容易烦躁等，很容易给你的日常生活带来影响。而且，烟里还含有尼古丁等有害物质，经常吸的话，会上瘾，严重的会让你产生依赖性，可以说吸烟是有百害而无一利。关于喝酒，事实证明：过度的饮酒会让你的脑细胞死亡，和吸烟一样，容易产生依赖性。在聚会时，由于喝得太多而导致第二天不能完成工作的人大有存在。如果身体出现异常的话，大脑就会变得不灵活，因此提醒大家千万不要过度饮酒。

尽管如此，像这种嗜好品只要接触了一次，那之后无论怎样想方设法地去戒烟、戒酒，都不能很容易地戒掉！对于这样的人，首先，给他10天期限，强制让他戒烟、戒酒。一开始有可能会很难受，即便那样，在这10天里也要坚持下去。不久就会发现，即使没有酒或者是烟，也能正常生活了。

这种训练的要点是：不仅仅是战胜了诱惑，而且还对脑情感功能区域增加了负荷。也就是说，给在那之前无条件获得的"快乐的情感"一点点制约的意思。没有吸烟、饮酒习惯的人，有可能喜欢咖啡或者是甜食等这样的嗜好。你也可以用同样的方法去做，也会得到同样的效果。如果过度摄取咖啡或者是甜食的话，也会影响身体健康。戒掉它也许对身体健康方面来说是件好的事情。但是，这种训练的原本目的是去观察

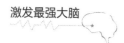

在彻底改变对脑的刺激时，情感会发生怎样的变化。当你在戒掉嗜好时，最好不要给自己过度的压力，要根据自身情况量力而行。

13.每天坚持写"表扬笔记"

无论做什么事情，都有着不顺利的时候。遇到这种情况，无论如何人的心情都会消沉。

当你的心情过于消沉时，一旦到关键时刻，想要放弃的心

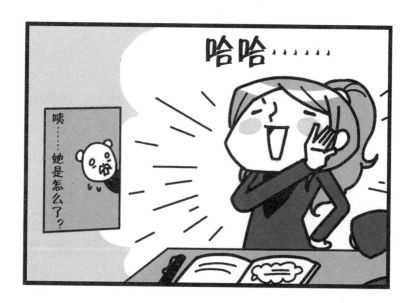

情就会占首位，像那种在平时理应成功的事情也会失败。如果那样的话，成功的机会就会越来越少，心情也会越来越消沉。从而导致负面的情绪越来越多，最终陷入无法挽回的局面。为了避免这样的恶性循环，要经常留意自己的内心波动，一旦心情进入消极状态的话就应马上采取"应急措施"。因此最有效的方法就是写"表扬笔记"。在这个"表扬笔记"里可以记下每天你在生活当中"自己想表扬自己的事情"，内容即使是一些琐碎的事情也没关系。

比如说："按时完成了工作、最近一切顺利！""今天在超市里，控制住了想多买一个的欲望"等。当然，如果是被他人表扬的话，也可以写进去。"今天被领导批评我没有反驳，如果反驳了的话，一定会激怒领导吧！"即便是这样的叙述也可以。表扬的基准，根据自己而定。被表扬之后的那种愉悦感，将会刺激到脑情感功能区和与它相邻的脑思考功能区，使得这两个脑区域之间有了良好的联系。"表扬笔记"将成为脑情感功能区和脑思考功能区之间保持良好联系的工具。

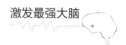

*14.*换一个新的美容院

大脑是一个如果不经常去挑战，就会不发育的器官。

虽说是"挑战"，但并没有想象的那么难。总之，大脑是需要不断地获得新的经验的。例如："去没去过的场所""穿和平常不一样颜色的衣服""改变发型或发色"等这些都可以去尝试。即便你打算挑战一下新的发型，但又因为你会想到失败，一旦产生了想要放弃的想法，你就会踌躇不前。

但是，如果你改变了形象的话，就会给周围的人带来新鲜感，因此你的心情也随之有了新的转变。

反正是要换发型，干脆换一家美容院试试如何？因为在新的美容院里，你将面对的是初次为你做头发的理发师，在你心里肯定会有着"是否能做好呢"这样的想法。也许这时的你会相当紧张。当然，如果失败了话，就觉得是白花钱了。但是，无论是失败还是成功，我们能够确信的是在自己的情感上出现了很大的波动，而这个恰恰是对脑情感功能区的最好的刺激。

另外，如果换了一家新的美容院的话，你会有机会认识与以前不同风格的理发师。每个人都有着自己的个性，个性不同，考虑问题的方法也不一样。因此，我们要和与自己有着不同个性的人交往，以此来刺激我们的大脑是非常重要的。

　　和自己有着不同个性的人，他们使用的脑区域和自己也不一样。因此如果和这样的人深入交往的话，也会给你带来不一样的情感变化。情感体验对人们来说是最宝贵的东西。虽然知识的体验也是必要的，但没有体验过情感波动的人，其能力也是有限的。

*15.*尝试和植物对话

　　如果你对着一个植物讲话，大概会给人留下奇怪的印象吧！但是，农民却好像经常一边和农作物讲话，一边培育它们。实际上，也可以说"用爱心培育出来的农作物会好吃些"。听说，无论是自己养的观赏植物还是仙人掌等，只要你一边和它们讲话，一边培育的话，它们会长得很好。我曾做过这样的尝试。当你一边修剪它，一边对它说"今天你好像很精神哦"或者"咦，怎么感觉你今天不精神了呢，是不是缺水分了"，不可思议的是，你会看到在你面前的这些植物完全都不一样了。跟植物对话和培育植物之间是否有着科学的因果关系，我倒是不清楚。虽说它不会说话，但因不断地传递心情，植物和人之间产生了相互的作用，就会变成它成长的动力了吧！先不说它最后长得好坏，跟植物讲话，也有利于激发脑情感功能区。因此，讲话的本身就是情感的表现。

实际上，这种训练还有另一种效果，就是能让自己的心情恢复平静。例如：下班回到家，大脑会处于兴奋、情感高涨的状态。以那种状态跟植物讲话的话，兴奋的大脑就会恢复平静。作为能让人的心情平复的方法，还有洗半身浴、闻香味等。但是，和植物讲话能完全让人的心情放轻松。

另外，这种训练不仅对脑情感功能区产生刺激，还能看到植物的健康状态，从而也刺激到了脑视觉功能区。也就是说，讲话的对象还可以选择小狗、小猫等宠物或者是鱼缸里的小鱼。可以把一天发生的事，讲给自己养的宠物听，也可以在给小鱼喂食的时候对它们说"你们吃得好香啊"等。

与动物进行语言交流，动物多少会给我们一点儿反应，我想与植物相比更容易心领神会地沟通吧！

16. 把那一天的印象传达给周围人

在工作中，看到经常见面的人，就不会感觉到他"今天与平常哪里不一样"。如果有着明显的变化，比如说"换了新发型""戴了一条很华丽的领带"时，你会觉得"哪里有些不一样呢"，在心里暗自产生了问号。像后者那样，从人的表情和周围的气氛可以"察觉"到不和谐感，这个就是脑情感功能区的工作。

因此，让我们来做提高察觉力的训练吧！和人见面时，它能让你瞬间感受到对方的健康状态或者心理状态，并传达你察觉到的事情。比如说"总觉得今天你有些累""看上去你心情不错，有什么好事吗""你不是感冒了吧""你很无聊吗"等。

即使不说话也可以从衣着、表情、声音、皮肤的状态、精神状态等方面，接收到很多的信息。一边关注着这些信息，一边把接收到的印象传达给对方，其要点就是"一瞬间"的判断。如果是仔细观察的话，也许你能发现在哪里有着什么样的变化，但是，如果花费很多时间去观察的话，那结果未必就是

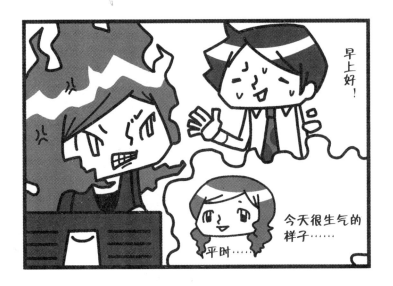

好的。用一点时间就能感受到对方的状态，说明这个人的观察

能力是很强的。

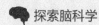 探索脑科学

嫉妒和崇拜之心会对你的大脑产生什么样的影响

我们有时会嫉妒他人的能力或者是成功。"我也很有能力，可是……""为什么只有那家伙最好"等嫉妒心理对人的身体丝毫没有益处。激烈的嫉妒心，会给大脑带来不好的影响。

当你产生了嫉妒心时，大脑整体会发热，信息处理的超前脑皮层血压会直线上升，结果导致大脑的酸素效率下降，不能让人心思缜密地思考。相反，对人抱有崇拜的心理时，超前脑皮层的血压就会下降，有利于脑的酸素效率。

对他人抱有崇拜的心还是嫉妒心，给大脑带来的影响是截然不同的。

Chapter 4

脑传达功能区的训练

脑传达功能区

所谓的传达，并非只是用语言来传达。像纸上写字，做手势等，当你想传达给谁什么意思时都可以使用。这所有的行为都是脑传达功能区工作的范围。

脑传达功能区可以分为用语言来表达的语言区和用图或者是影像来表达的非语言区两种。在前面的章节里已经阐述过了，因为语言的使用是依存于左脑的，在使用语言来表达时我们使用的是左脑的脑传达功能区；使用非语言表达时，使用的是右脑的脑传达功能区。也就是说，左脑脑区域发达的人，都是"善于表达"的人。另外，脑传达功能区和位于后方的理解功能区和听觉功能区都有着密切的联系。人通过脑听觉功能区来辨别物体发出的声音或者是人说话的声音，而在一边点头或者是打招呼的同时，一边用脑理解功能区加强理解。通过这项作业，所得到的信息被传送到脑传达功能区，最后成为"传达"的内容。

话说回来，即便是多么喜欢说话的人，要让他一直说下去，他也会感觉到累。

像这种情况时，你可以尝试着把话题转移给听话方。交换的意义在于，从脑传达功能区到脑听觉功能区的意识转变，对方说的话会很容易接受。

脑传达功能区发达的人从事的职业一般是：销售员、主持人，或者还可以成为寺院（教堂）的住持、牧师等。正因为他们都是必须要让别人能正确理解自己所说的意思，所以脑传达功能区自然而然地就会变强！

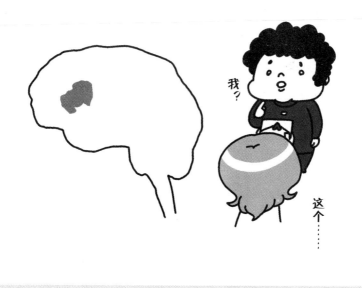

*17.*尝试着去做创意料理

当你听到"传达"这个词，多数人都会理解成"语言"。当然，每个人的理解程度是不一样的。实际上，单通过语言来进行传达根本算不上是真正的交流。在我们交流中有时一个手势就能把自己的意思传达给对方，也有时单看对方的眼神就能理解他的意思。所以说，人与人之间的交流除了可以用语言进行传达之外还有好多方式可以使用。脑传达功能区存在于脑中的意义，就是培养这样的传达能力。因它是重点要锻炼的区域，所以当你和他人聊天时，你一定要做到一边体会着对方的心情，一边聊天，这样你就会变得擅长在众多人面前讲话了。那么，如果想让脑传达功能区变得更加发达，要做哪些必要的训练呢？如果有"不擅长讲话"或者"不能很好地把自己的意愿传达给对方"等这样烦恼的人，首先我建议你的是，请尝试着去为某人做个有创意性的料理吧。也许你会问"创意料理和传达能力有什么关系吗"，下面我来说一下它的理由。

当我们尝试着去做从未做过的料理时，肯定想象不到做出来是什么样子的。但是既然决定要做就不能做失败了。所以，大部分人一定会边做边这样思考着："做什么样的料理好吃呢""他一定会喜欢这个味道吧""这样做他也许会喜欢"等。为对方做创意料理，也可以说是对对方的关心。如果你做的料理得到了对方的称赞，它能够让你们的关系更加亲密，拉近彼此之间的距离。所以，也可以说创意料理是人与人交流的最好的工具之一。对方是怎么想的呢？他会有怎样的反应呢？即使不说话，也知道对方想表达的意思。这时候，料理将成为你和他沟通的"纽带"。实际上，这种"纽带"带来的想法，刺激着脑传达功能区。在做料理的过程中，为了做出对方喜欢的料理，不惜花费心思，用心地去考虑制作的过程。另一方面，当你想要用料理去传达自己的心意时，这种用心去制作的过程就代替了语言。因此，做料理也可以锻炼人的逻辑思考能力。

18. 多参加团体运动

像足球、棒球、排球这种团体类体育项目，并不是因一个人技术的好坏而决定胜负的。例如：在足球比赛时，即使没有把球传给队友所期望的位置，队友也会很轻而易举地从对方夺回来。要想运球到球门，你就要有一定的瞬间判断力，清楚自己正处于什么环境，如何将球传到队友期望的位置上，这种能力的养成是必要的。可以说，交流和踢球有着同样的道理。传达力强的人，具有能够瞬间把握说话的进度，能用对方能够理解的语言正确传达给对方的能力。而且，不仅仅在说话的时候，写信或邮件的时候、做料理的时候、送他人礼物的时候，也要发挥这个能力。像这样，在团体竞技和交流这两个方面上有很大的共性。因此，当进行足球或者棒球等比赛时，自然而然地就能锻炼脑传达功能区。

另外，参加团体竞技比赛，还可以培养你对情况变化的灵活应对能力。这也是锻炼脑传达功能区的重要方法之一。在足球比赛中，要进行频繁地换位；棒球中，也会更换打手顺序或者防守位置，所以这时自己所担当的职责也有很大变化。如果你是队长的话，对整个团队的领导力是必要的。因要控制整个球场，即使不能参加比赛，也要做出诸如鼓励队友们等能让团队增加自信的行为。随着周围环境的变化能够灵活应对的人，一定是这个队里的主力。这个道理不局限于体育运动，在工作上也是一样的。"被领导指派，突然有了自己的部下，必须要发挥领导作用" "突然因职位的变化，工作内容也有了很大的变化"等，适应外界带来的变化，自己的立场也会日渐变化。适应情况的变化，多参与团队性活动，能够有利于脑部多个功能区的锻炼。

19. 在回应对方说话时，尽可能停留3秒再作应答

以前曾做过这样的实验，人的大脑究竟有多少是在等待开发的呢？

请体验者先看图A，连续又出现图B，请记住之前出现过的图A，然后说出它是什么样的图。因为被指示"下个图要出现"，所以这时候的大脑正处于待机状态中。这段时间内，大脑一直处于利用氧工作状态。因此，到图B时，稍微慢一点出现，以此来检测大脑那时是怎么工作的。从这个实验可以看

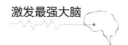

出，人的大脑最多只能等待6秒。

大脑在图A出现之后，不去休息而是继续工作，一旦超过了那个时间，它的工作就会变得迟缓。也就是说，人的大脑要继续处理下一个信息，需要等5~6秒。

我打算尝试着把这个应用到脑传达功能区训练中去。在和他人交流的时候，对对方说出来的话，故意"间隔"一段。但是，在讲话中，如果间隔5~6秒，会觉得太长，停留3秒为最佳。我们可以尝试一下，当你停留3秒之后再说话时，对方会对自己的发言产生不一样的反应。虽然想博得对方的赞同，但你在停留3秒之后说出"……啊，是这样吧"的时候，对方会有着"咦，是那样吗？"内心会存有着不安感！另外，如果因意见不统一而吵架的时候，特意去停留3秒，有时就会平息怒气。互相打断对方的话，讲到一半就停止了，彼此之间就不能很好地沟通。因此，在吵架的时候，相互做出几秒钟的停顿，彼此就会听取对方的想法，理解对方的意思。

像这种不和谐感或者情感的变化，如果你不去"停留3秒"的话，一般来说，是注意不到的。但是，正因为是这一点点的时间差，才会让你的脑传达功能区工作效率提高。

20. 一边预想出3个可能会出现的情况一边谈话

估计在你的周围就有着不擅长讲话，不能用语言很好传达的人。像这样的人，即便你追着问他"报告打算什么时候上交"，他也会提心吊胆地回答不出明确的时间。但是，如果事先准备好能够作答的几个选项，比如说"这个月""或者下个月的上旬或者是下旬"这样的话，对方也很容易回答出"下个月初……"

像这样，事先准备好能够回答的选项进行提问，不仅仅让对方感觉很轻松，而且还能使自身的传达能力有所提高。因此，为了要事先准备的应对可能出现的情况，就要去分析对方或者琢磨自己的表达方式是必不可少的。所以，这种方式能够刺激到脑传达功能区。在这里把可能出现的情况定为用明确的数字"3个"来表示，大脑即很容易依此整理想法。

如果把可能出现的情况定为"3个"的话，即使大脑中只出现了两个，你也会不由得去想"还有一个是什么呢"。总是把可能出现的情况定为3个，也许是很需要动脑筋的一项工作。但是，如果通过训练的话，是一定能够做到的。

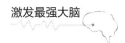

如果掌握了这个思考方法，就像开头所讲的例子一样，无论和谁都能沟通，从而拓宽了交流的范围。这种训练，即使在工作中也起着很大的作用。例如：如果在商务谈判的场合下，或许就会在大脑中出现"会当机立断""不要内容太多""好像会因谈不成而中止"这3个可能发生的情况！

还有，当你提交自己的方案或者是谈论重要的事情时，设想出诸如"这个是对对方没有利的条件""这个是对方最有利的条件""实际上这点可以让对方妥协"这三点，即可预先掌握对方一切可能想到的想法。为了能提高在工作上的传达力，那就请你尝试着在平常交流中一边预想可能会出现的情况，一边谈话吧！

21.自己制订的目标用邮件发送给父母

如果你能明确"自己想做这个"的目标，那么，这个目标将会在你的日常生活中起着积极的作用。为了真正实现那个目标，有人会把它写到记事本或者是笔记本上。但是我认为那是完全不够的。如果有目标，就把它说出来，讲给你最重要的人听是最好的办法。正因为你把自己的目标说给了他人，"努力实现它"这种意志就变强了。如果能得到很有价值的建议，那么实现的可能性会很高。尽管如此，也会有"不好意思把自己的目标讲给他人听"的人！如果你是那样的人，那么就请把你的目标告诉给你的亲人（无论是父亲还是母亲都可以）。传达的方法是邮件或者是写信。父母是离你最近的人，一直关注你的人。只要不是太离谱的目标，他们都会认真地听我们的想法的。

但是，出现了"怎么去解释这个目标"的问题。"为什么要制订这个目标""如何去实现""实现它什么是必要的"等，必须要有条理地说清楚。例如：会有人把"想成为系统工

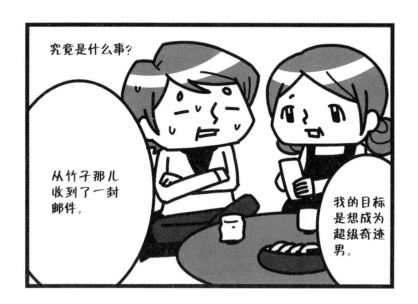

程师"作为目标！当我们把这个目标告诉家人时，家人当中又有多少人会马上能理解这个词呢？首先，也许要先从这是一个什么样的工作进行描述。在这个训练方法中有两个难点需要注意，那就是把想法传达给不同年代的人和怎样能让他人更容易理解这两个问题。

22.边听对方讲话边找出他人的口头禅

人多少都有口头禅。在转移话题时，有人必须要说"顺便说一下"；在听对方说话时，向对方连续说"是这样的"。另外，如果说"……要做"时，有人也会说"请允许我做……"等。因此，和人说话的时候，要尝试着一边和人讲话一边找出他人的口头禅。"一边找关键词，一边和对方讲话"对锻炼脑传达功能区有着很大的帮助。脑传达功能区不仅仅是要传达给对方信息的时候，在从他人那里得到信息时也会受到刺激。那么，如果把"找口头禅"作为目标，大脑将会努力地去搜索关键词，一旦发现那个词，脑传达功能区就会立即做出反应。

例如：在对方说话当中，注意到"顺便说一下"这个词频繁出现，你就会变得一边留意着这个词，一边听对方讲话！因此，实际上如果出现"顺便说一下"这个词，你要明白那是对方无论如何想要了解的事，或者是对方推心置腹想要说的话。另外，口头禅或者是常有的惯用语，未必只有一个。如果习惯了的话，你会发现有好几个。以后，当你一听对方讲话，就能发现那个人的口头禅，从而也提高了自己的传达技术。例如：在读经济、金融类的杂志时，想要关注"洗钱"这个词，在报道中有关"洗钱"这类文字将会自然而然地进入你的视线当中。并且，即便你去看报纸或浏览网页时，对"洗钱"这个词也会有敏感的反应。像这样，只要一边寻找关键词，一边接触人或者信息，你的传达力肯定会有所提高的。

23.在咖啡厅里尝试着和人搭话

以前，坐在咖啡厅里使用电脑时，曾和坐在我旁边的外国人聊天，一边看电脑里放出来的影像，一边和他说："这个影像很有趣吧！"然后就开始和他聊了很多话题。我无意间问道："你是从哪儿来的？"他回答我说："是从以色列来的，是××通信公司的社长。"说完，相互交换了名片，从那之后，就一直和他交往着。从那次的亲身经历让我了解到，我进入咖啡店或酒馆之后，尝试着和不认识的人聊天，那不就是锻炼脑传达功能区的一种训练方式吗？虽然如此，马上去和不认识的人讲话，也是需要勇气的吧！所以，在向店里的服务员点餐时，你可以问他"这个咖啡产地是哪里""你们店的特色是什么"等，请先从尝试着和店员搭话开始，怎么样？这是一项非常简单的训练，和店员搭话或者和其他顾客聊天，只要你想做，无论和谁都可以。在主动和不认识的人搭话的时候，既不了解对方的反应，也不知道对方的性格、地位。关于那个人的预知信息一点都没有，所以这时的传达系统的脑区域正在全速运转。还有就是，我在国际学会上作英语报告，不就是锻炼了演讲的传达力吗？一个人站在讲台上，在各国的学者面前说英语。虽然时间只有短短的10分钟，只不过是留下了印象，大家能够理解到"从清水寺的舞台上跳下"①那种决心吗？即使英语不好，总之是必须要说，也比没有内容说要好。这些可以说是斯巴达式脑传达区域训练。

---

①日语当中形容某人下决心时使用的谚语。——译注

探索脑科学

大脑越大越好吗

有人这样认为，大脑是否聪明是由脑的大小而决定。其实这是个误区。

根据数据显示，男人的大脑和女人的相比，平均要重100克。但并非所有男人都比女人优秀。另外，脑半球如果很大的话，会被称为"巨脑症"。有这个症状的人并非具有超能力。所以，大脑是否聪明取决于脑神经树突这种说法还是比较合理的。但是，从整个脑区域来看，也存在以大为好的脑区域。那就是大脑中的海马体区。海马体在人脑中很容易受伤、萎缩，是比较脆弱的。发育好的海马体形状好、体积大。每当我看到海马体的体积发育大的脑影像时，不得不让我惊叹那个人的智商。

Chapter 5

脑理解功能区的训练

脑理解功能区

人是通过眼睛和耳朵来获取信息的，而处理那些信息的就是大脑中的脑理解功能区。在我们的日常生活当中，不单单要对他人说话内容进行理解，有时还需要做出像"他一定想这么说吧"这样的推测。像这种场合，也是脑理解功能区在工作。去理解对方所说的话或者推测对方想要说的内容，每个人的理解方式是不一样的，所以，如果增加理解方式的变化，无论什么事都能够广泛地深入理解，因此，人的灵活性也会变强。然而，只局限于按照自己的经验去理解的人，从大脑来看，不得不说那是不好的一面。正是因为自己只是用成长的脑理解功能区想要掌握所有事情，所以，即使是从其他地方获取来的新信息，如果不能理解的话，其自身的应用范围也就缩小了。为了提高脑理解功能区，尝试着回想一下自己理解力最强的时候，然后以那种状态去生活是最重要的。

比如说我，理解力最强的时候大约在28岁，即使是现

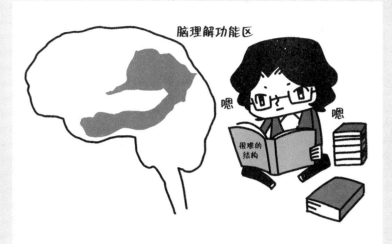

在，也能回想起当时"无论什么都想知道"的那种心情，
且一直努力想要维持住那时候的意识。用那种对未知事
情都有着很强的好奇心的状态，去看待事物，和人交往，
那么，就会以不同的形式去理解事情，这时也会给脑理解
功能区带来强烈的刺激。从事律师、新闻记者、编辑等职
业的人，他在理解对方说话内容或在某个场合的随机应变
能力很强。那正是因为他们的脑理解功能区比其他人的发
达。

24.把10年前看过的书重新看一遍

我们可以把脑理解功能区划分为两大区域，分别是理解语言区域和理解图像、空间等非语言区域。前者的主要机能位于左脑而后者则位于右脑。如果想锻炼在那其中的理解语言的脑区域，读书是最有效的方法。虽然这么说，但也并非只是单纯地去阅读大量的书就可以的。即使你读了很多的书，但因你仅仅看一遍就放下了，所以理解程度就不深。为了能加深理解，同一本书需要反复阅读。也许会有人说："读一遍就记住了，要读好多遍不是很麻烦吗？"如果有这样想法的人，也请你尝试着把以前读过的书重新读一遍吧。让你去读近期读过的书有可能会觉得没意思，那就去读10年前的书吧！即便是你很认真读过的，也会发现在以前读的时候没有注意到的或者是因时间久而遗忘了的内容。无论是小说还是其他文学，就只读一遍的话，也仅仅是对书面文字理解的程度。但是，在你读第二遍第三遍的时候，读后的感想会有所不同。那是因为脑本身正在成长，在第二遍阅读的时候，使用了和以前不同的脑区域。

也就是说，即使是同一本书，在读几遍之后，你的大脑会出现与之前截然不同的想法。想要亲身体会大脑成长的人，那么就请尝试着去读你以前读过的却觉得没意思的书吧。在读的过程中，不仅要学会用以前不一样的理解方式去读，也要想"当时为什么会觉得没有意思呢？"并以现在的观点去分析。特别是太宰治的《快跑，梅乐斯》、宫泽贤治《大提琴手》等，可以把在教科书上出现的这类小说作为合适的阅读素材。学生时代，在教科书当中出现的不喜欢的作品，成为社会人后再去读的话，也许会有新的发现。这种训练方式，可以多样化。例如：尝试着把你的情感从小说的主人公身上转移到其他人物上。要是一本新书，尝试着以批评的角度去阅读等，设法寻找和第一次不一样的阅读方式。像这样，以不同的理解方式去阅读的话，你的理解力就会变强。

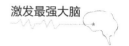
25.经常改变房间布置

在脑理解功能区里有语言理解区域（左脑）和非语言理解区域（右脑）。在前面我们已经讲述过了。前者根据读书可以锻炼，那么后者是对图形和空间理解的能力，那又应该怎么锻炼呢？我的建议是收拾房间和改变房间布置。在你的周围肯定会有不爱收拾房间的人吧。他们为什么不爱收拾房间呢？是因为他们缺乏处理、组织空间（空间=房间）的能力。房间一脏，就会给客人留下不好的印象，或者一到关键时刻重要的东西就无法找到等。即使对自己来说，也会带来各种不便。当然，如果想改善这种状态，那就开始进行整理吧。可是，房间脏的人，因为到处都是东西，就不能很好地控制自己的房间。因此就慢慢陷入了不愿收拾的恶性循环。如果想遏制这种情况发生的话，那就从定期改变房间布置开始吧！在你用吸尘器或抹布打扫房间，或者在改变桌椅、书架等布置的过程中，会产生"在这里放书架不容易积攒灰尘、把椅子放在这里会遮住一部分窗户，还是换个地方吧"等新的认识。多积累这样的经验，就会对房间的这种空间理解力有所提升，从而就能够锻炼到你的脑理解功能区。

　　如果你对整理房间感到很轻松了的话，那么就请尝试着整理抽屉里的小部件，或者是把书架上的书按类别进行归类吧。像这种改变房间的空间布置以及小部件、书的整理，虽然都是通过相同的理解神经系统，但使用的脑区域是不一样的。

　　另外，你会有这种感觉吧！当你要晾晒洗好的衣物时，如果要晾毛巾的话，那么晾衬衫的地方就没有了。

　　从这点上可以看出理解力具有空间限制的缺点。只要你一边思考"洗衣服的容量"，一边还要有"放在哪里，以怎样的顺序去晾晒衣物好呢"这样的意识，就能够使脑理解功能区得到锻炼。

*26.*制作一份自己的简历

　　我住在美国的时候，打算申请医师或者是研究员的工作。但听说必须要递交一份CV（个人简历）。所谓的CV是，内容以社会工作经历为主，写出你在学术方面所研究的课题成果、曾受何种荣誉奖励。

　　医师和科研者在这个行业内被看重，是因为"完成了什

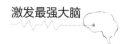

么科研项目，最终获得了什么评价"。招聘方必须在很短的时间内阅读大量应聘者的CV。为了能吸引招聘方的注意力和兴趣，在概述自己的业绩时，简短意赅是很重要的。

　　但是，对于不太擅长自我推荐的我来说，一开始很困惑写一份怎样的CV好呢？我想很多人也有类似的经历吧！特别是为了找工作写简历的时候，我想大部分人能写出学习经历、工作经验，但是要写自我推荐的时候，就会停下来稍作思考！日本人在推荐自己这方面不太擅长。如果你再继续逃避去推荐自己，即便机会来到你的面前，也只会眼睁睁地看到它溜走。为了避免这样的事情发生，在平时就要事先有个认识——自己是个什么样的人，他人对自己的看法。因此，为了进一步加深对自己的认识，请尝试着制作一份自己的CV吧！

　　不要局限于你的学历和工作经历，可以写出你自己的特点。这时，请你尝试着去思考怎么写才能让他人对自己感兴趣？因为无须让别人看，所以什么内容都可以。比如像"能说出东海道线的全部站名"这样的铁道达人，或者"以一个图标就能试探出邮件地址"等这样的事情在求职简历当中也可以体现出来。从不同的角度去分析自己，对自己认识加深的同时，就能够发现自己和他人不同的特点。

27.坐电车时，去揣测你所看到的人的心理状态

在朋友当中有对稍微一点变化就感兴趣的人。比如说
"在坐电车时观察周围人身上的变化，并把这个发现告诉给家
人"，像这样的人，你是不是觉得很有意思呢？听他说，留意
自己身边的人，并推测他的背景，是件很快乐的事情。比如
说：晴天撑伞的人。听朋友说，当他看到这位撑伞的人时，他
会想，"为什么晴天还撑伞呢？多带一样东西出行不是一件很

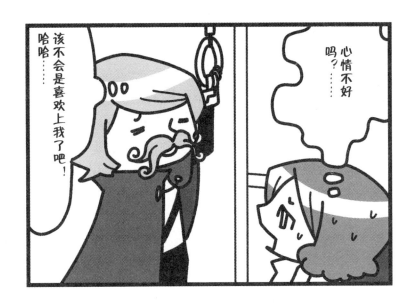

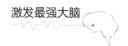

麻烦的事情吗？""就自己一个人撑伞不觉得不好意思吗？"等想法。如果我们试想一下，和不熟悉的人乘坐同一辆电车，对观察人来说，那是个不错的场所。如果你看到穿着西服、脸部表情不好的男性，你会推测"那个人在公司是不是遇到不开心的事了"。当你看到拖着大行李箱的外国人时你会推测"这个人好像不太懂日语，带有不安的心情"。像这样去判断他人的表情，能够刺激到脑理解功能区。

那么，这是什么原因呢？请试想一下，例如：当你和人初次见面的时候。刚见面时，不了解对方的性格和经历。所以在交流时互相都会选择不妨碍谈话进展的话题，做到不让对方产生不快。同时，也会努力通过观察说话和表情去推测对方是什么样的一个人。

这种观察，将激发你大脑中的理解功能区。但是，如果你始终盯着一个人看的话，也许会发生你意想不到的纠纷。所以，请一定要注意的是，在练习观察人时，不要让对方产生不快。

*28.*模仿爱漂亮的人的打扮

想变得漂亮这样的想法，我想在所有女性当中是件很自然的事！但是对于男性又是怎样的呢？

现在市场上也出现了很多男性适用的化妆品，即便是那样，有着想变漂亮的男性也是占少数的吧。当然，男性不追求化妆，但是至少也会有不给身边的人带来不快这样的想法！走在大街上，经常会看到头发乱蓬蓬的人，或者衣服皱皱的人，我们自然对这样的人没有什么好的印象。这样的人和不擅长收拾房间的人是一样的，缺少规划自己的能力。其实，我自己也有过不在意外表的时候。那是去美国之后，有段时间过于专心做研究，自然没时间去理会别人的目光。如果不在乎外表的话，在穿着方面就不会使用到该功能的脑区域。那么其结果会导致该脑区域的机能下降，慢慢失去对外表的感性认识。虽然那么说，但也会有这样的人，即"想要花时间去打扮，但不知道该如何打扮好"，像这样的人，可以去大街上观察和自己体形、身高差不多的人，他们都穿什么样的衣服？去想象"如果自己这么穿会是什么样呢？"这种尝试着去模仿，也是一种很

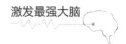

快乐的事吧！

但是，其中也会有"这么打扮虽然很漂亮，但不适合自己"的情况。其实，无论是服装还是化妆，如果不去尝试的话，是不知道到底是否适合自己的。尝试着去穿之后，如果发现这个很适合自己，那你就去这样打扮吧！如果觉得不适合的话，那就放弃。在你反复做这样的事情的时候，将会提高自身的理解能力。

29.读从来不会去读的书

从18岁的时候我有着这样的一个习惯，去图书馆或者是书店时，到平常不读的图书类别的书架前面，去默读书名。在书店里，很多书架都是按书的类别进行摆放的。如果你去了平时从来不会去阅读的那类别的书架前，即使光看书名，就会有种不一样的感觉。例如：当你走到与政治有关的书架前，就会感觉到政治学这种领域的氛围。对政治不是很了解的人，即使在他面前提到自然科学这个词，也想象不出来它具体的内容。如果你拿起来在手里哗啦哗啦地翻着看的话，也只能看到一些很难懂的词罗列在一起，最后你会果断地放弃它。但是，如果让

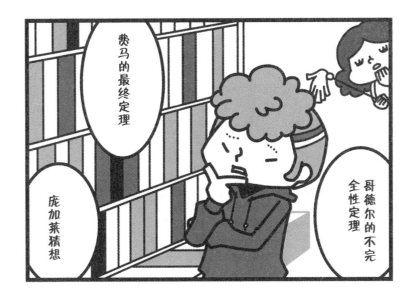

我们尝试粗略地去看摆在政治科学类书架上的书名的时候，是能大致地理解出那个领域当中什么样的人去写书的，作为书的标题，经常使用的单词是什么等。

另外，当你拿起书，如果去看封面或者是封底上的作者简介的话，就能了解到那本书的作者有着什么样的经历，也能了解到他其他作品的风格。这时，你再综合一下周围的信息，就能猜测出作者是持有什么主张的人。如果再附上照片，也许你会发现这个人曾在电视节目里出现过。

经常尝试着这样练习，即使你以前不了解，大致看一下书

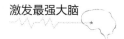

名或者是作者的简历，就会很容易地判断出那本书是属于哪一种类别的了。

30.外出时提前10分钟整理自己的包包

如果你给大脑设置一个时间框架的话，工作起来就比较容易。

让我们回忆一下在学校上课的时候。全神贯注地听老师讲课，时间规定不就是50分钟吗？如果上课时间不明确，在不知道什么时候结束的情况下，还必须要听老师讲课，那会变成什么样呢？恐怕大多数人会在上课中途不去听老师讲课，或者不去上课吧！像这样的时间框架如果很好地去应用它的话，就能够有效地提高理解力。例如：在你出门之前，请尝试着拿出10分钟时间去整理自己的包包。今天要带上什么呢？有必要放进去的或者是拿出来的东西是什么？这种训练就是让你在有限的时间内，做到瞬间了解现在的"状况"和之后你要做的事情。这样可以激活脑理解功能区。这种训练，只要你动动脑筋会出现很多的方式。比如说："离开会还有10分钟的时候，去整理抽屉""客人15分钟之后到，在那之前整理书架"等。像这样，制定一个不能越过的时间限制，是最重要的。在被限制的时间里去做事情的话，开始会产生焦急的心情，有种被逼迫的感觉。但是，如果我们尝试着去换一下心情，以心情舒畅并带有紧张感去进行的话，能够使大脑的理解能力有所提高。

*31.*回家之后做俳句①

如果说在出门之前整理手提包能够锻炼脑理解功能区的话，那么回家之后也能够锻炼。回家后，让我们在最适合的时间段里，回想一下当天发生的事吧。

利用那段时间，要是能把当天给你留下印象最深的事情以一个形式事先记下来的话，就能够重新思考这一天的进程，在大脑中进行整理。听说某个公司的社长，利用睡觉之前的时间来更新自己的微博。当然，微博也对概括这一天的事情起着很大的作用。但是，为了追求日记或者微博的文章数量，也许会

————

① 日本古典短诗，日本最初的俳句出现于《古今和歌集》（收有"俳谐歌"58首），至江户时代（1600年－1867年）则有从"俳谐连歌"产生的俳句、连句、俳文等。

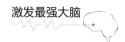

产生负担。因此，会变得每天不能坚持着去做。所以，不仅是脑理解区域，在所有的锻炼脑区域的训练中需要快乐地去进行是很重要的，因此应该避免那些不可能长时间坚持的习惯。

我在这里想建议大家的是：回家之后做"俳句"。回想一下当天发生的事，并用575俳句的形式记录，这看上去好像很简单其实也是很费脑筋的事情。当天发生的事情必须要清楚地想起来，给你留下深刻印象的事情，用简短的词汇表现出来是必要的。所以，与干劲十足地勉强自己"去做吧"相比，不如"在回家的路上一边走，一边去思考出一个句子"这样轻松得多。当然，没必要拘泥于表示季节的词汇规则。做出来的俳句，即使是一天的记录也可算是一个作品。如果每天坚持去做的话，就会积攒得越来越多！由于那些俳句都是当时心情的写照，回过头再去看的话，你会觉得很有意思。还有，如果上了年纪之后，还坚持着去做俳句的话，对大脑也是很有帮助的。上年纪的人，即便是语言能力下降了，语言理解力和思考力并没有明显地下降。而且，正因为上了年纪，使用的脑区域也发生了变化，所以它会去使用和年轻时不同的脑区域，从而会造出意味深长的句子。

32.参加地域性志愿者活动

从大学到研究生这6年的时间里，我一直一个人清扫所住的区域。我坚持每天早上5点起来，清扫从我住的地方到车站的道路或者拔掉路上的杂草。不可思议的是，在坚持清扫的过程中，能够看到道路和那之前的不同，让你感受到自己和这一带区域有着很深的情感。当时完全没有意识到，之后回过头想想，像这种志愿者行为对于锻炼大脑不是非常有意义吗？那是为什么呢？无论那个区域变成什么样的状态，它都和自己有着密切的联系。比如说"今天垃圾多了""人们的活动和平常不一样"，哪怕是一点点变化都能敏感地察觉到。那么，这种"意识"直接刺激了脑理解功能区。去参加地域性的志愿者活动这样的锻炼，我特别想推荐给公司的社长或者是一个团队的领导等管理层。社长的大脑一般只使用以"经营"为主的脑区域，以"现场"为主的脑区域不太使用。所以，社长和一般职员相比，即使他在公司的地位要高于一般职员，但在使用脑区域上来看，还是一般职员优秀得多。脑区域是否能灵活使用，和社会地位毫无关系。但是，日本和契约社会的美国不同，它

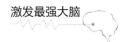

会把在公司的上下级关系带到私下生活中。结果，社长即使在私人生活中，也经常使用管理型的大脑。

因为没有改变使用的脑区域，所以对事物的看法及理解方式被固定化。为了防止这样的情况发生，经常处在领导立场的人，在工作以外的场合当中，要经常有意识地去改变一下你的立场是必要的。那么，和在工作上的人际交往、利益毫无关系的志愿者活动，是你最佳的选择。相反，经常站在下属立场的人，在地域性志愿者活动中，请你尝试着积极主动地获取领导的地位吧！因为这时你会主动地去思考以什么样的方式去领导当地的人好呢。所以它会锻炼你去使用"领导"机能这一区域。

33.模仿你所敬佩的人的言谈举止

掌控整个团队，具有优秀领导力的社长；不断有好的作品问世的作家；有着强壮的身体和惊人的意志力，打破纪录的运动员等，无论谁都有一个发自内心敬佩的人吧！也许会有很多这样的人，即使不是名人，也会把在学校里承蒙关照过的老师，或者公司前辈等身边的人作为自己敬佩的人来崇拜！

对曾经关照过你的人要一直存有"感谢"和"敬爱"的心

是最重要的。原因是：拥有着感谢和敬爱心情的人的理解力阈值下降时，容易在脑中引发你看到从前看不到的东西的作用。

如果值得你尊敬的人就在你身边的话，那就请你模仿那个人的言谈举止，积极地去学习自身不具备的东西吧。谁一提起模仿，有些日本人就厌恶地称它为这个那个的"山寨"。但是，我们理应积极地去学习他人的长处。不是有这样一句话吗？

"模仿是创造的母亲"，我们需要一边模仿一边思考，适合自己的东西就继续，不适合自己的就可以放弃。在反复不断摸索中，那个人身上的优点，就会慢慢地在你的身上具备！首先，一边想着你敬佩的人一边去想出3~4个你"想成为这样"或"想有这样"的目标。其次，把那个作为你的目标通过实际行动来完成。"模仿"是要做到真正了解对方。单单"打算了解"是不能够正确获取本质上的东西的。如果你真的很想成为你所敬佩的那个人的话，那你就要认真地去思考一下"为什么自己却不能""为什么自己很羡慕他身上的那一点"。像这样，唯有去理解他人的思考方式，才能锻炼到脑中的脑理解功能区。

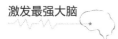

 探索脑科学

大脑也要"吃饭"吗

　　我们需要一日三餐，同样大脑也是要"吃饭"的。但是，大脑要吃的东西不是肉和蔬菜，而是"信息"。所谓的信息就是人们通过活动从外界带来的刺激或者是经验。大脑通过五感，每天需要摄取"大量的信息"。如果人过度摄取油脂或者甜食的话，就会生病。同样，对大脑来说，如果"吃得过饱"的话，也不好。那么，所谓脑"吃得过饱"是怎么回事呢？这和睡眠有着很密切的关系。大脑在睡眠中，可让工作一天的脑区域得到休息。但是，如果不休息的话，工作着的大脑就会一直处于处理信息的状态。睡眠不足的表现就是"信息"的过度摄取，也就是所说的大脑"吃得过饱"。脑"吃得过饱"，脑细胞就会超负荷工作，将会使输送养分给大脑的血管产生疲劳。因此这一点需要我们特别注意。

Chapter 6

脑运动功能区的训练

脑运动功能区域

　　脑运动功能区最大的特点是在所有的脑区域当中，它是最早开始成长的。在人的成长过程中，首先是脑运动功能区的脑神经树突发育，相继的是靠近前脑叶的思考、情感脑功能区；其次是位于脑后方的视觉、记忆脑功能区开始成长。另外，脑运动功能区的训练，能够给其他脑区域带来各种各样的影响。比如说，在体育运动中，因为必须要用眼睛观察比赛对手或者是球场上的变化，所以，运用脑视觉功能区是必要的。另外还有，听从教练的指示并按照命令执行时，运用的也是脑听觉功能区。其实，脑运动功能区不仅仅是在做体育运动时使用，弹钢琴的时候，也能够用到脑运动功能区。在弹琴时，需要一边看乐谱一边触摸琴键，弹出的声音也需要一边用耳朵确认，一边演奏，这时候同时使用多个脑功能区。像这种脑运动功能区域的训练，在提高和其他脑区域的联动性上起着很大的作用。如果想让所有脑功能区得到全面成长的话，那么就让我们先从脑运动功能区的训练开始吧！

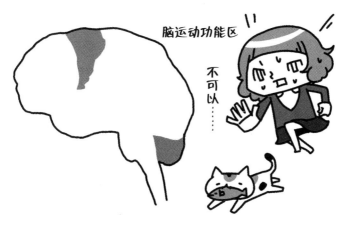

右下方是C区域（小脑），此外，还包括在大脑内部的B区域（大脑基底核）。

脑运动功能区发达的人，从事的职业有：运动员、艺术家等，除此之外，从事农业或者是渔业的人，脑运动功能区也很发达。还有更让人出乎预料的是，擅长针线活的人脑运动功能区也很发达。为了让手变得灵活，脑运动功能区的运用是必不可少的。也就是说，在脑运动功能区的靠后的位置有个掌管着人的感受性和皮肤感觉的脑区域。这个区域和脑情感功能区相连接。比如说：有时你会有这种想法："今天很暖和，心情也很好，要不要出去散散步呢？"之所以会这样是因为你的皮肤感觉和情感是相互联系的。其实，掌管着皮肤感觉的脑区域也和脑运动功能区一样，都是从婴儿时期开始发育的，它们是其他脑区域发育的基础。

34. 用与平时相反的手刷牙

刚刚出生的婴儿，会因别人乱动他的身体而大哭，这是
因为在母亲体内的时候，掌控身体运动的脑运动功能区已经开
始成长。但是，即使让婴儿做一个动作，也不能做到独立吃东
西或者说话。这个不仅是因为牙齿还没有长出或者是不懂得语
言，还因为在脑运动功能区中的"嘴"和"舌头"运动区域还
未发育成熟。通过这件事情我们可知在脑运动功能区里，还被
划分为控制手、脚、嘴、舌头等身体器官的运动区域。手的灵
活性、脚和腰的强度等，是可以通过个别的训练得到加强的。
但是，在其中往往会被我们忽略的是嘴和舌头的运动。因此，
作为脑运动功能区的训练，我想尝试着采取刷牙这种方法进行
练习。从脑区域的视点来看，"刷牙"可以同时使用到"手"

和"嘴"的区域，它是非常有效的"运动"方式。

但是，不要和平常刷牙一样，多少要增加一点变化。首先，请尝试着用你平时不常用的手刷牙。如果你经常使用右手的话，就改成左手；如果经常使用左手的话，就改成右手，把这新鲜的刺激传达给大脑。作为嘴的运动，建议的办法是说"绕口令"。最近，我在编辑一本配乐曲的《脑区域体操·Happy》。书里编入了从日语假名"あいうえお"开始的五十个发音和 "生麦、生米、生鸡蛋"①等的绕口令来作为嘴运动的一种训练方式。嘴的运动训练完了之后，其次就是舌头。请尝试着像小孩子做"鬼脸"那样，把舌头使劲地往外伸，我们应该能感觉到舌头伸展的时喉咙深处有种松弛感吧！这种感觉，可以证明你正在充分地使用舌头。除了我们灵活的手以外，刷牙、伸吐舌头这种方式，不仅使用了平时使用不到的肌肉，而且还能让从头到肩的肌肉紧绷感得到放松。所以，我建议大家每天坚持锻炼。

①在学习日语假名时常说的绕口令。——译注

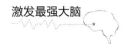

35. 增加动作地唱卡拉OK

　　在脑运动功能区的训练当中最重要的是愉快地去运动我们的身体。不过，在广大读者当中也会有不擅长运动、一听到"运动""锻炼"就往后退的人吧！

　　像这样的人，一定会因想要锻炼脑运动功能区，但怎么也"做不到"而感到着急吧！但是，如果我们带着负担去锻炼的话，并不能很好地刺激到我们的大脑。因此，我向不擅长运动的人，介绍一个既能拥有一份愉快的心情又能锻炼到我们大脑的方法，那就是去唱卡拉OK。但并不是简单地去唱歌。在唱歌时，请尝试着一边带着"动作"，一边去唱。以前我做外科诊疗的时候，在众多的患者当中有好多年轻人有着惊人的肌肤。调查发现，那些人的共同点就是喜欢跳交际舞或者是日本舞等，他们是那些每天坚持伴随着音乐运动身体的人。如果你是不好意思摆动自己身体的人，也可以在其他人唱歌时，配合着音乐打着手势。这种方式和体育运动不一样，它不是"剧烈"的运动，而是"优美"的运动。另外，这种训练方式，是需要专注地去听着音乐，所以它也有着让脑区域的反应自然而然地转移到脑听觉区这样的效果。也就是说，在你边听喜欢的歌曲边模仿着动作，和按照自己的想法自然地摆动着使用的脑区域是不同的。模仿的时候，带有原创的"型"，掺杂着专注于原创模仿的要素在里面。相反，按照自己的想法去创造动作、摆动身体时，掺杂着某种"独创性"在里面。前者是"被动模仿"，后者是"主动运动"。虽说含义不同，但在锻炼脑运动功能区方面，无论哪一种从效果上来看，作为锻炼的一种方式都请主动地去尝试着做吧！

36.边做菜边唱歌

像训练项目35一样，即使不做体育运动，在日常生活中脑运动功能区也能得到充分锻炼。比如说做菜。因为做饭能充分地使用五感，所以从广义上来说它也叫作"运动"。其实做菜原本就是脑运动功能区的一种锻炼，但是，我要建议大家，在做菜时一边唱歌一边去做。为什么说这个是脑运动功能区的训练呢？脑运动功能区在让身体运动时，会发出各种各样的指示。但是，如果一边唱歌一边做菜的话，做菜时用"手"，唱歌时用"嘴"会做出像这样的联动指示，这个是高精密度的运

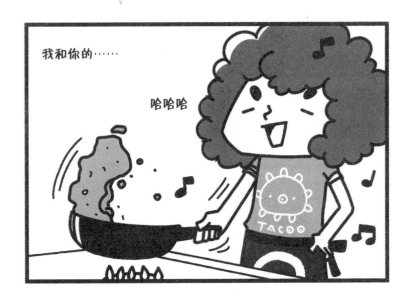

动命令。

　　另一方面，脑运动功能区在做某种动作之前，会做出"如何让身体运动"这样的计划。我们经常是一边支配着这个计划一边行动。而且这个计划是在瞬间或者是无意识过程中被制订出来的。早上去上班时，走哪条路呢？在哪儿乘电车呢？

　　这些计划，瞬间就能制订出，并且按照那个计划进行。如果没能制订出这样的计划，即便你从家出来也会让你举棋不定。当然，在做饭时候也毫无例外。脑运动功能区，在一边做饭一边思考"下一步该做什么好呢"时，很快就做好了计划。如果再加上唱歌这一行为，会让脑运动功能区加大工作负荷，从而刺激到脑运动功能区。如果你能把这个方法灵活应用的话，一边运动一边思考着其他的事情就会变得很容易，而且，还有可能会产生你意想不到的好的想法。

*37.*用铅笔写日记

由于电脑的普及，在纸上写字的机会越来越少了。为了快速输入大量文字，电脑占有绝对的优势。但是，从对大脑刺激这方面来说，电脑远远比不过手写。使用电脑时好像给我们的印象是大脑在充分地运转。但是，实际上，仅仅局限于手（指）的活动，只使用了脑运动功能区。相反，用铅笔或者是钢笔写字的话，大脑必须精确地对手做出指示，扩大了脑区域使用范围。用电脑时，只要知道"发音"就能拼出字。相反，写字时，平假名、片假名①、汉字、拉丁字母等全部都要记住，而且必须要正确书写出来。

另外，在电脑里写出的文章，文字的大小或者字体可以统一编辑。但是手写时，当时的心情会影响到字的形体。如果是

---

① 平假名用于常用的标准的日语本来的单词和日语汉字的标音（相当于拼音），片假名大多用于外来语和专门用途（如广告，公共标志等）。

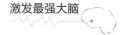

着急时写出来的字就会很潦草，轻松时写出来的字就很整洁、美观。如果是一份重要的资料需要手写的话，为了不写出潦草的字，你一定会一边带着紧张的心情一边小心翼翼地去写。也就是说，在用手写字时，你必须要考虑各种各样的情况。像"写"这种行为，会给我们的脑区域的成长带来很好的效果。为了体验这个效果，经常使用电脑的人，最好的办法是要养成亲自在笔记本上写日记的习惯。没必要去苦思冥想要写的内容，比如说："今天从……走到……""今天一直在家了"等，只要写出自己的一天的活动就可以。总之，这个训练，"手写"是很重要的。另外，我建议大家的是书写的笔，不要圆珠笔，要用铅笔或者是钢笔。铅笔和钢笔，在书写的时候，必须要微调一下笔尖。这种微调整，能够锻炼到指尖的脑区域。

38.临摹名画

和写字相同，画画也是让手运动的脑运动功能区的一种训练。在画里能够体现出除了文字以外的更多的信息。通过细节的描绘或者色彩的转换，会有着丰富多彩的表现。当你看到一幅完成的作品时，能够体会到当时他是以什么样的心境完成了这幅画，能获取到除了文字以外更多的信息。并且，文字和画画，捕捉"空间"的方法也是不一样的。在写字时，去思考"打算容纳多少空间"这样的人会很少！相反，画画时必须一边看着纸张或者是画布的大小，一边有意识地衡量在多大范围内去画。像这样，掌握空间的能力能连带着刺激脑运动功能区。但是，也许会有因不擅长画画，不知道画什么好的人！如果你是那样的人，就请你先尝试着从临摹名画开始吧。梵·高、毕加索、雷诺瓦、北斋……只要是名画什么都可以。在你喜欢的画中选出一张，尝试着去模仿。如果有人"觉得很难"的话，即使模仿漫画也可以。不仅仅局限于画画，也可以去模仿一些制作东西的过程。这些都是对大脑有意义的锻炼方式。正因为想要照样子去画出相同的东西，所以就无意间照搬了制作那个作品的人的脑区域使用的方法。但是，原作的画家和模仿作品的那个人的大脑并不一样，在这个世界上，"完全相同的两个大脑"是不存在的。因此，即便你多么用心去临摹名画，临摹出来的只是你利用脑运动功能区去描绘出来的"原创作品"。

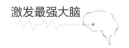
*39.*跳着上下楼

　　我平时在没有紧急情况时尽可能不使用自动扶梯，而是去走楼梯。当然，这也是为了运动。由于它的上下变化，能够锻炼到让腿和腰运动起来的脑运动功能区。所谓的"上下变化"具体是什么样的呢？那么请尝试着"跳过一个台阶"上楼怎么样？一边跳过一个台阶一边上楼，和一个台阶一个台阶上是不一样的。脚落地的位置或者落地的时机，必须要控制好。并且

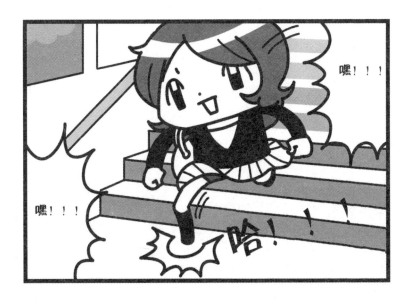

还要控制好向上的冲力，然后再开始迈步。我想这样跳着上楼一定会比平时更加留意脚下吧！正因为它使用了平时上下楼被忽视的注意力，所以这样做也给大脑带来了新鲜的刺激。

如果你感觉"跳过一个台阶"不是很难的话，那让我们尝试着"跳着下楼"怎么样呢？当我们实际地去尝试就知道了，与跳过一个台阶上楼相比，能感觉到它超乎想象的难。但是也有不觉得"跳过一个台阶"上楼困难的人，那是因为每个人的身体平衡感不同，但也需要更加谨慎一些！相同的是，"跳过一个台阶"上下楼时，会让更多的脑运动功能区工作起来。但是，如果你迈偏了步子，重心就会偏离，会发生你意想不到的后果。如果你想尝试这种训练的话，在周围全是人的时候，或者楼梯比较陡，请千万不要去做。

*40.*在大脑不工作的情况下，要不断地行走

人经常会有无论怎么去思考，都想不出来好的办法而陷入思维僵局的时候！ 其实，这就是在特定的脑区域里增加负荷的状态，但不能说这种状态好。为了能改变它，最重要的就是要让它从正在使用的脑区域中进行"切换"。

话说回来，在和人吵架时，有人会无法抑制自己的情感，突然上前抓住对方。实际上，这种情况下，需要进行"切换脑区域"。当脑思考功能区的作用减弱时，脑情感功能区将借势而上，切换到脑运动功能区，然后就变成向对方大打出手……愤怒地对待对方会给他人带来很大的麻烦。对我来说，这时最聪明的做法就是切换脑区域。虽然那么说，但这种方法不建议在思考进行不下去时，作为应付的方式来"切换"大脑。在不给他人添麻烦的情况下，想要切换我们的脑区域时，首先请尝试着暂且放下工作，离开那个环境。但是，从那个环境下离开也仅仅是暂时性的，大脑并没有充分得到缓解。

如果又开始出现"为什么刚才出现了思考不下去的状态"等想法的话，那是因为即使身体离开了但大脑仍没有离开那张桌子。在你想问题实在想不下去时，无论如何也要让你的身体活动起来，它会让大脑运动无条件地切换到脑运动功能区。从脑运动功能区向其他脑功能区切换并不是件简单的事情，相反，只要你乐观地对待就可以达到很好的切换目的。最近看不到了，但在以前的电视剧里，经常能看到职员们在休息时间里，去公司的屋顶上打排球的镜头。仔细想想，其实是很有道理的。作为简单的运动，我建议大家的是走路。走路是运动身体时最基本的动作。为了激发大脑，它是最好最简单的方法

了。当你思维僵化的时候，什么都不去想，请尝试着站起来走
10～15分钟。即便是一点点时间，也能有意识地让被工作驱使
的脑区域得到休息。

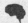 探索脑科学

脑区域的位置和大小

　　动"脚"脑区域和动"手"脑区域，这两个都在脑运动功能区上，位于似乎很近其实却离得很远的地方。动"脚"脑区域正好处在脑旋儿的正下方，动"手"脑区域位于距这个脑旋儿大约3厘米的地方。也许我们会想，就3厘米？！我们脸的宽度从右耳到左耳的距离平均值是12厘米左右，对大脑来说，高3厘米，宽3厘米。动手脑区域，对于刚刚出生的婴儿它只有一个小豆粒那么大。经过长时间的熟练使用，慢慢长成大豆那么大，最大能长到1日元硬币那么大。但是，不太愿意动手的人，是达不到那种程度的。那么，你的动手脑区域到底有多大呢？

Chapter 7

脑听觉功能区的训练

脑听觉功能区

听觉脑功能区也和其他脑区域一样，主要分为听取语言时被使用的脑区域（左脑），留意周围的声音时被使用的脑区域（右脑）。听取语言的脑区域开始成长是从人出生几个月之后。刚刚出生的婴儿，无论母亲用多大声去和他讲话，他都不会理解成那就是"语言"。不过，在不断地和他讲话过程中，脑听觉功能区的树突会渐渐发育，位于左脑的语言功能区开始发达。我们从婴儿不理解语言这阶段开始通过和他讲话来刺激大脑，从而把未开发的能力引导出来。其实，这个才是锻炼脑区域的根本。开始时并非所有的脑细胞都能发挥能量，为了处理那些从外界获取来的信息，具有潜在能力的细胞开始成长，它和其他细胞构成了细胞网，一直发展下去……像这样，要提高潜在能力细胞的机能，唯有让处于成熟的细胞变得发达，才是正确的锻炼脑区域的方法。

为了从潜在能力脑细胞中开发出具有能力的脑细胞，

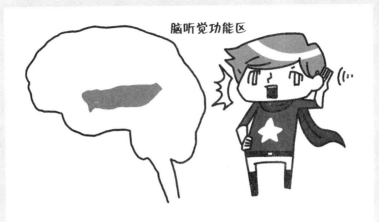

脑听觉功能区

最重要的就是必须要有"想做什么"这样的主动意识。出生不久的婴儿也是正因为"想理解语言",所以语言系统的脑听觉功能区才得以成长。如果是"被迫的"这样被动地思考的话,能够开发出来的能力是极其有限的。无论什么事都不要被动,要自己主动地去思考"想做什么",就能够从潜在能力细胞中开发出更多的能力。然而,那种象征性的存在就是脑听觉功能区。脑听觉功能区发达,所代表的职业是音乐家。除此之外,还有电话接线员、私塾先生,让人意外的是还有相声演员。

相声演员拥有的庞大的语言词汇量都是从老师那里听来的,为了能把这些变成自己的东西,不单单要学会说,听的能力也是非常重要的。

41. 听着广播睡觉

在工作或者学习方面成绩好的人，好像大多数人都善于听别人讲话。善于听别人讲话的人，能够很自然地理解对方所说的内容，具备很强的理解力。因此优质的信息多集中在"擅长讲话"的人群当中。要想成为善于听别人讲话的人，首先必须要锻炼的是脑听觉功能区。因此，先让我们尝试着锻炼将意识集中到"耳朵"上吧。晚上，关掉电灯，在漆黑的房间里，只开着收音机睡觉，听着收音机睡着了也没关系。在做这个训练之前也可以事先设定好2~3小时后自动关闭，然后再去尝试着训练。当人在一个很暗的房间里时，向脑视觉功能区输入信息的能力就会消失。而且，睡觉的时候，因为手脚的活动减少，也不吃东西，味觉、嗅觉、触觉的信息输入也会降低。因此，自然而然地，意识就集中到了听觉上。

也就是说，睡觉前，是磨炼五感当中的听觉的时间。其实，脑听觉功能区是一天当中最后一个"睡觉"，第一个"起床"的脑区域。我想大多数人早上都是被闹铃叫醒的吧！对闹钟的反应，就是脑听觉功能区。脑听觉功能区是和你早上醒来时同步开始工作的。

另外，这种训练方式，并不是没有了收音机就不能去做了。如果遇到身边没有收音机的时候，请尝试着在黑暗房间里，说出你第二天要做的事情，反复说10遍之后再睡觉。它和睡觉前提高听觉力所做的练习有着一样的效果。如果把要做的事情说出来的话，你就会不由得想着要去做，通过语言来明确意识。另外，把目标输入到自己的耳朵里，根据声音，应该能做到明天的"预习"。

42. 听商店里的广播，留意你感兴趣的内容

在逛街时，会有各种各样的广播传到我们的耳朵里。去车站能听见向导广播，在便利店或者是快餐店里也有有线广播。像这类声音，平时如果不太留意，大多数人都不会去理它。但

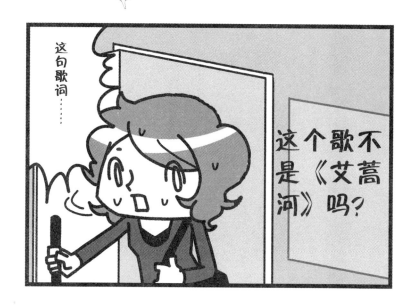

是，如果你用心去听的话，感兴趣的词或句子就会意外地传进你的耳朵里。实际上，在你无意地听着店里的广播时，会发现"这首歌好听"或者"这段音乐适合我现在的心情"，然后回去搜索是谁唱的，歌名是什么。我想这样的经历谁都有过吧！因此，请你尝试着在逛街时有意识地去听播放的音乐，并记下来让你印象最深的词。

这种训练，能够刺激到脑听觉功能区，提高听的能力。

在脑听觉功能区里，听音乐时，对歌词和旋律的反应，使用的脑区域是不一样的。对歌词做出反应的是掌控语言的左脑脑区域，对旋律做出反应的是掌控感觉的右脑脑区域。即使你平时无心去听那些广播，也请你有意识地去留意那些歌词吧！因为它可以让你的脑听觉功能区从多方面受到刺激。

*43.*速记会议发言要点

听说在外企工作的商务人士，速记能力都非常厉害。他们不会浪费一点时间，速记（typing）下参加会议发言者所表述的内容，总结会议记录。并且负责在会议要结束的时候，向与会人员发布信息。我认为从事速记工作的人，一定要重视自身的礼节，并且形象气质俱佳。由于速记能够锻炼"听的能力"，所以这些人的脑听觉功能区是非常发达的。这种方式也可以应用到脑训练当中。在公司会议或者是区域性聚会的时候，有需要去做记录的话，那就请你积极主动承担记录任务吧！没有参加会议习惯的人，也可以通过电视或者是广播进行练习。速记并不是摘录下重要的发言就可以，而是会议结束之后，重新读的时候，为了弄清谁做了什么样的发言，要求正确、真实地去记录。而且，必须要快速、敏捷地去记录。与此同时所产生的紧张感，能让脑听觉功能区进行最大限度的工作。另外，在速记过程中要去斟酌所听到的发言。并不是所有发言都要记录下来，要能做到瞬间地判断出不需要记录的东西。因此，我们可以先从记录对方说的话开始，哪怕是三言两语也要记下来，如果能做到一字不漏地记下来的话，接下来就请练习从说话的内容当中找出重要的部分进行记录。如果能坚持着这么做的话，不仅能培养速记的能力，也培养了判断信息的能力。如果能很好地完成这样的判断的话，也会锻炼脑听觉功能区的功能。

44. 一边看新闻，一边复述播音员的讲话

一边看新闻一边重复播音员的讲话，这和速记在意义上多少有些不同。反复体会听的内容，然后正确地复述出来。唯有这种练习才能刺激到脑听觉功能区。一开始，有可能会因文章过长或者出现不认识的专属名词，而让你无法进行下去。但是，只要你做的次数多了，就能达到只听一遍就可以正确地复述所有讲话的内容了。只要你反复地去练习，不久就会在你的脑中形成"正确地记住听到的内容"的习惯。只要听一遍，就自然地出现了像能记住对方谈话的回路。最终，会使你达到即使是过了很久也能再现说话内容的那种水平。但是，如果想马上达

到那个水平是很难的。所以，让我们首先尝试着在复述完一条新闻之后，尽可能地再现当时的内容，进行练习吧！如果掌握了能正确复述所听到内容的能力的话，就可以把这种能力应用到各个场合当中。你就能做到即使不做记录，也能清楚地记住对方的讲话。或者，在重要的社交场合里，也能没有误差地重复对方所说的话。另外，听说这个跟相声家们修炼的方法很相同。他们的修炼方式就是听师父30分钟左右的单口相声，在那期间不做任何笔记，结束之后，马上写出所说的内容。要模仿出师父的讲话当然不用说，就连使用扇子的时机也要模仿得和师父完全一样。

为了必须以完全相同的形式再现出来，如果没能和师父做到促膝相谈的话，就不能做到以神传神。正因为每天反复地这样练习，才使得相声家们的听觉如此敏锐。

45. 要留意大自然的声音

乐器演奏是锻炼脑听觉功能区最正确而且最有效的方法。由于不同的乐器演奏出来的乐曲、音调是不一样的。所以如果你创造出自己喜欢的音的话，就会变得只对那个"音"有敏感

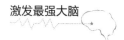

的反应。我不会演奏乐器，虽然知道乐器是脑听觉功能区的训练方法，但可悲的是我没能有这样的机会去学习。然而，我找到了代替它的方式，那就是有意识地去听大自然的声音。我在我的故乡新泻的时候，经常去海边看海岸的景色，听海浪的声音。这时你要仔细看的话，能发现大海的景色是瞬息万变的。现在，只要听到海的声音就不由得让我想起那天的海浪起伏的样子。那波浪高得给你好像无论在哪儿都能触手可及的感觉。另外，我听说波浪的声音只要有一点点的变化，"天气就会变坏"。如果有人不能去学乐器或者对学乐器很棘手的话，就请从留意大自然的声音开始吧！我们可以想一下，在我们日常生活中被各种各样的声音包围着。有汽车在路上穿行的声音，家电发出的电子声音，也有雨滴碰撞地面的声音，虫子鸣叫的声音。我个人认为除了人造的声音，对自然声音来说，人不是能记住更多的快感吗？但是，在我们日常生活当中，人造的声音很多，所以听到大自然的声音就变少了。只有去听大自然的声音，能够敏锐察觉到声音的变化，才是脑听觉功能区训练的最好方法。

46.去听离你坐得很远的人的对话

你应该知道所谓的"鸡尾酒会的效果"吧！在晚会中，即便周围环境再怎么嘈杂，想说的话和想听的话，也能听见。我们可以在周围环境嘈杂的场所，在说话人的附近放置一个录音机去尝试着录音，录完之后，让我们去听听看，由于嘈杂的声音干扰，很难听清具体讲话的内容。但是，如果我们用耳朵去听的话，会没有任何障碍地进行对话。那是因为，大脑能够从很多的声音当中选择性地听出对方的声音。那么，就让我们利

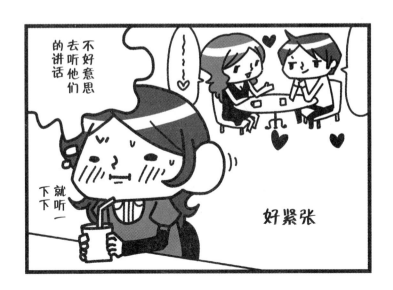

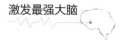

用这个"鸡尾酒会的效应"来做一下提高脑听觉功能区的训练吧！如果你去餐厅吃饭的话，请尝试着去听离你座位不远处的人的对话。无论多么小的声音，只要你有"想听"的意识，大脑就会主动地去捕捉声音。这种"想听"意识，会让大脑积极"主动思考"，成为激活脑区域的原动力。

另外，还有一个最重要的方法，那就是通过听对方讲话，来"推测"对方的背景。当你去注意听离你很远处的人的讲话时，从说话细节当中就能自然地推测出对方是什么样的人。另外，我们还可以根据别人的发言去思考"为什么会说那样的话""在那里的人们是什么样的关系"。像这种推测训练，能够锻炼到脑听觉功能区当中的"理解语言"区。

47.一边寻找特有的旋律，一边去听

从很多音当中去挑特有的音去听，可以强化脑听觉功能区。例如：当我们听管弦乐时，最好做到专注捕捉小提琴和大提琴的旋律。（对于不擅长乐器的我来说，是哪种乐器，具有什么样的音色，会因不能明确地区分而烦恼。）

之前曾讲述过，在听歌词和背景音乐时，大脑使用的脑

区域是不一样的。而且，这两个脑区域并非同等发达。在人的成长过程中，与判断语言的能力相比，辨别声音的能力要掌握得更快。不懂语言的婴儿，身体却能配合着音乐摆动，我们从这一点来看，就应该能够理解。但是，幼儿时期具备的能力只不过是表面的。正因为这种训练能够反复锻炼脑听觉功能区的基础部分，可以说它是既有意义又有效的一种方式。如果你只关注某个特定的音时，会有在之前没留意到的意外发现。一直不在意听的曲子，不知道为什么只对特定的音色留下深刻印象；只听到像嘟嘟嚷嚷不知道说什么的音乐，如果经常听的话，就会明白那是通过佛经改编的……除以上方法外，在听音乐时你还可以边找关键词边听，或者去听音乐当中的初始音阶。只要你动动脑筋，关于一首曲子会有很多的听法。在你听音乐时请尝试着考虑一下，能否用和平常不一样的方式去听呢？

48.随声附和多样化

听一个朋友讲，"最近的孩子，在听人说话时不太做点头这样的回应了"。听说，即使在教孩子什么的时候，他们也只是呆呆地看着，听明白时也不点头示意。通过这件事可以看出来，如果人在交流中，不能很好地给对方一个应答，对方就会产生不安。适当的时机，给予一个回应——在希望对方表示认可的时候，可以微微点头。这一点也在本章的开头讲过，它是"善于听别人讲话"的最基本的技能。因此，就让我们在谈话中有意识地去对"听"的内容做出适当回应吧！

但是，即使是在适当的时间做出来的，如果总使用同一个应答方式的话也会让对方感到腻烦。另外，如果给予的应答不一致的话，就会出现离题的情况，或者会使对方产生不快！总之，随声附和也是需要一定的技巧的。所以，在谈话时，请你有意识地灵活运用多变式的回应方式。例如"是这样啊"这种回应方式，根据说话的方法不同，给对方的感觉也是不一样的。"是这样的！"这是对对方说话表示认同的语气。另外，如果说"啊！是这样啊……"会让人感觉到嘴上是认同的，但其实好像内心并不是那样想的。还有，在对方说完话后，间断一下再说"是这样啊"，这时你给人的印象是，通过认真思考之后给出的应答。像这样，为了能灵活运用应答方式，在认真去听对方说话的同时，也必须要理解对方说话的细节。还有就是，为了能在适当的时机做出应答，要对说话内容中的关键词做出迅速的反应是必要的。像这样有意识地去注意说话的内容，也是对脑听觉功能区的一种锻炼。

探索脑科学

虽然在听但好像没听见一样

当你在听老师讲课或者是对方滔滔不绝地讲话时，让你感到无聊的那一瞬间，突然，大脑就记不住对方讲的是什么了。其实，并不是堵着耳朵不听，的确是在听，但是对方所说的话只不过是从大脑中经过而已。出现这种情况是因为信息在脑听觉功能区里变成了"静止"的状态。

如果它处于不静止的状态下，声音信息将被转移到理解功能区等其他的区域里，在那里暂时保持着听到的声音，并把那个意思分析出来。因此就不会出现忘记内容这种现象。

但是，如果声音信息一旦处于静止状态，由于新的声音将会从后面接连不断地传来，因而对方所说的话往往就会在这里消失。所以，我们不单单只是去听他人的讲话，还要有意识地把这个声音储存到大脑中，直到理解它的意思。这样才能使听到的内容长时间保存在大脑中！

Chapter 8

脑视觉功能区的训练

脑视觉功能区

　　视觉功能区位于后脑位置，它连接着两眼视神经。我们在床上仰着头睡觉时，和枕头接触的部位就是脑视觉功能区，这样解释是不是很容易理解呢？左脑的视觉功能区，在语言神经脑区域里，主要以读取文字为主。而在右脑这侧的非语言神经脑区域里则是看图像或者影像时使用。

　　看漫画时，有的人需要看对白才能理解，也有的人只需要看图就能理解。我们可以给它分一下类，前者是左脑脑区域发达的"语言型人"；后者是右脑脑区域发达的"视觉型人"。这个比率是7∶3，也就是说，学习成绩好的人大多数都是语言型人。我们通过MRI来观察视觉功能区里的脑神经树突，根据职业的不同，左右脑发达的程度是不一样的。通常的职业几乎都是左脑脑区域发达，也就是说语言神经区比较发达。相对的，从事汽车技术开发的人，右脑的视觉功能区最发达。

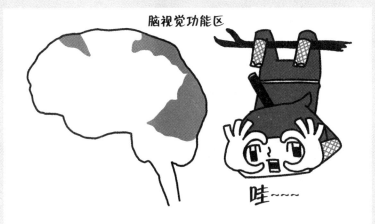

脑视觉功能区

哇~~~

　　正因为他们是一边看着汽车实体一边进行研究，自然而然，非语言神经脑区域就不断地扩大。另外，还有从事其他行业的如赛车手、画家、设计师的视觉功能区也都很发达。因为他们是通过看图形和影像来提高理解能力的。所以，视觉功能区还可以划分为看事物区、捕捉行为区和辨别事物区三个区域。在这里所说的"辨别"不仅仅是用来区分事物的不同，也可以用来判断事物的好坏。总之，它主要是用来辨别事物的不同、好坏、一些似是而非的事情。虽然它能够捕捉到所看的事物和行为，但能做到鉴别事物还是需要花费时间去培养的。

49. 在人群中穿行

当你在人多的站台或者热闹的大街上走路时，会遇到人多而不能前进的着急时候。其实，在这种情况下能锻炼到我们的脑视觉功能区。那时你也许会想怎么人多得连个空隙都没有啊，但是，如果你仔细去观察的话，会意外地发现人与人之间是有一定的距离的。因此，请你尝试着在人群中寻找空隙，并且一边前进一边思考着怎么才能以最快的方式走到人群的前方。这种方法我曾经体验过，其实，在我没意识到它是脑视觉功能区训练的一种方法的时候就已经有了这个习惯。有时我们客观地去观察自己在人群中的行为，能够注意到自己是在一边确认着周围人的位置，一边寻找缝隙前进的。而让自己感到吃惊的是好像在若无其事地向前走，其实却是在频繁地移动视

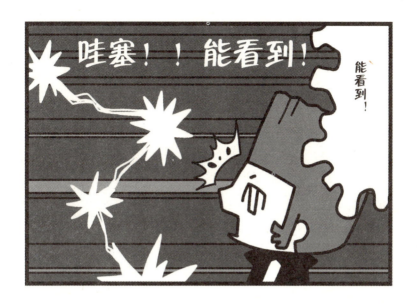

线。能够采取这样的行为，正是由于大脑能正确认识前进方向
的障碍物，而且，并不是无意识地看，而是极力地去寻找空
隙，自发地检索信息。

在混杂的人群当中，并不是你自己一个人在做这样的行
为，其他人也在寻找自己前进的道路。所以，在人群中寻找
空隙并不是一件简单的事情。但是，只有在那种困难的环境
中训练，才能够刺激到脑区域。然而，这种训练最重要的并
不是快速地前进，而是要准确地寻找空间。还有，请大家一
定要注意的是为了避免不必要的纠纷千万不要无礼地从人群中
穿越。

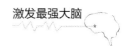

50. 坐车时，看车外的广告找数字"5"

在我们坐着电车无意识地看着窗外时，有时会看到很有意思的广告牌。听一个朋友跟我讲，有一次他坐车朝窗外看时，竟然无意中看到一个广告牌上写着很大的"啊"字，他还为此特意下车去看了究竟。（实际上在"啊"这个字的旁边写着"当你感觉困惑时……"）正因为时常会发现像这样冲击我们眼球的广告，所以在坐车时，如果你仔细观察窗外的话，也许会给你带来意想不到的快乐。看窗外的广告，不仅能让我们的心情舒畅，也对动体视力的培养有好处。所以，如果想提高"观察力"，那么就在乘电车或者公交车时，积极地把目光朝向窗外吧！虽然是这样说，但如果一直看着窗外的话，也许你会很快感到无聊。这时，你可以尝试着去设定一个目标，比如说：尝试着去找"小酒馆的广告""数一下黄色的广告牌"或者"在广告牌里去找数字'5'"等。例如：设定寻找数字"5"这个目标，你的大脑将会从窗外的景色当中努力寻找到"5"。像这样去寻找特定的文字，能够强化视觉功能区的机能。通过看外面的景色来思考"在那里有什么"，这种行为能刺激到视觉功能区中掌控空间的脑区域。

掌控空间的脑区域在靠近脑顶部的位置，认识动体事物的脑区域在侧脑叶（脑的侧面）的位置。据说在侧脑叶里，它能够把看到的东西作为"知识"储存下来。在你乘电车的时候，请尝试着去看悬挂在空中的广告吧！这样一直盯着看，能够培养对静止事物的观察力（静止视力）。如果我们一个字一个字地去读悬挂在车里的广告的话，不仅仅能够锻炼到控制语言方面的视觉功能区，还能增加我们的词汇量信息。另外，如果特别去注意使用的颜色和图案的话，你就会想"为什么这个LOGO使用这样的颜色""这个图案为什么那么显眼"，就会从各个角度去分析事物。像这样去揣测创作者的意图，判断所看到的东西的好坏，能够锻炼到视觉功能区的"判断力"的机能。

*51.*下棋途中交换棋子

在和孩子们玩黑白棋的时候，交战途中我们会经常交换棋子。其实，这也是脑视觉功能区训练的一种方式。目的就是，站在对方的立场去思考问题。那么，在下棋途中交换棋子的话，会变成什么样的局面呢？之前都是勇猛地向前进攻，一旦改变了立场，就没有了攻击的对象。如果是陷入了这种局面的话，大脑就会努力地去分析自己所处的情况，然后去寻找攻击的对象。像这样，变换了"攻击"和"防守"用眼睛去分析所看到的状况，能够培养出适当的判断能力。在这里也许有人会想"这种方法不是用来训练脑思考功能区的吗？"当然，这时，脑思考功能区同样会受到刺激，但最终锻炼的还是脑视觉功能区。

在你思考如何去处理所看到的信息时，它关联着"视觉系统的思考"的锻炼。平时说的"能看到"，不仅仅是现实地用眼睛看东西，大脑也在看。人类从猿猴进化时，关于在现实生活中看不到但在大脑中能够看到的这种视觉处理过程明显发达了。例如：猴子看到桌子上有3根香蕉后，知道那里有3根香蕉，但是香蕉又因某些理由被拿走了，在那里存在过香蕉的这件事，会马上被它忘掉。但是，人比猴子记忆的时间要长，能知道"在这之前存在的香蕉被拿走了"。在我们正思考"这里理应有3根香蕉的呀"的时候，大脑中会"看到"桌子上放着的3根香蕉。为了锻炼脑视觉功能区，我认为不仅仅要去看放在眼前的事物，也要去"分析"所看见的事物，这是最重要的。

*52.*模仿时装杂志来搭配服饰

很多人看时装杂志的时候，都会在心里想"按照这样的风格去打扮怎么样呢"，但多半都只是想想而已。其实，只要我们稍微改变一下看杂志的方法，就能够刺激到脑视觉功能区。你可以从杂志中找到你想尝试的服饰，然后剪切下来进行收集。这种剪切行为，到底有着什么样的意义呢？那就是，剪切更容易把明确的印象扎根到你的大脑中。这些时装类的杂志原本就是提供给那些有着"想变漂亮"这种想法的读者的一种载体。但是，总觉得单看照片，会让人被动地去想"这样不错"，然后就不了了之了。

相反，如果把引领当今流行时尚的照片剪切下来的话，可以把它们当作你设计理想形象的依据。换句话说，剪切下来的照片可以当作你的素材，收集整理之后总结出自己风格，然后逐一"编辑"。像这样收集自己感兴趣的素材，并把它们汇总在一起，就会把你所看到的信息真实地刻进大脑中。可以说，这种方式是带有"主动性"的。当你在一边看杂志里的照片一边有着"不错"或者"这个款式很好"的想法，那只不过是杂

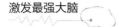

志创作者引导了你的思维所向，让你"这么去想"的。但是，如果把那些照片剪切下来，收纳到自己的风格当中，你就会灵活、主动地去使用脑视觉功能区。作为应用，"要是他（她）的话，这样搭配是不是很适合呢？"像这样按照第三者的视点去"编辑"，一定会觉得很有意思的。把你设计的形象拿给对方看时，如果得到的是否定意见的话，你可以由此改变自己的审美观。另外，当你看到那些剪切下来的照片的时候，你会想"我适合长裙呢，还是迷你裙呢？""这种款式需要搭配帽子吗？"如果能做到经常思考照片中不包含的那些东西的话，它将会成为加深大脑印象的一种训练。

53.画自己的自画像

以梵·高为首的众多有名的画家几乎都画过自己的自画像。画自画像算是他们钻研技术的一个环节！其实，画自己是一个锻炼视觉功能区的很好的训练方式。看着东西进行临摹，从不同的角度来观察对象，有意识地去观察平时不太注意的地方，这种行为本身就是对大脑的激活。反之，如果将那个对象换成是自己的话，就会变得更客观地观察那张熟悉面容，所以，这时的大脑也将接收到新的刺激。但是，我认为如果想画自己的自画像的话，最好是在改变发型或者更换眼镜等外表有着变化的时候比较好。比如说，在决定剪头发之前，画一下未剪时的画像和剪发当天的画像，之后做一下对比不是也很好吗？从中能够想象出自己未剪发之前的心情。另外，画画时，请一定要注重细节。细节部位描绘比其自身特征更容易被清楚识别。在画自画像中，一定要清楚地了解所要画的对象，就是自己本身。一旦发现平时不太注意到的一些小的细节变化，那将会给你带来很大惊喜。所以，为了尽可能地获得更多的意外发现，我想专注于细节描绘是最重要的。另外，作为大脑的训练，有效的办法不仅仅是画自画像。

上小学的时候，我想很多人都画过牵牛花等植物的成长日记吧。这种绘画日记也是对视觉功能区训练的一种方式。细节的描绘能够给大脑带来刺激，那是自不用说的。它能随着时间的移动去观察。从发芽、开花，到结果、枯萎，还能用视觉捕捉到花成长的过程，根据周围环境判断培育方法的不同等。如果你边观察，边和它对话——"是不是想要喝水了？"这样的行为也能激活到脑情感功能区！

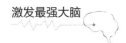

54. 每天对着镜子里的自己做出10种以上的面部表情

在你笑时、生气时、伤心时，知道自己是什么样子的吗？能在脑中想象出来吗？在这里请你试着做这样的练习吧，一边对着镜子一边变化你的表情！在镜子面前目不转睛地盯着自己的脸，虽然有些很难为情，但根据这样的训练能够把你的表情输入到脑视觉功能区。在镜子前面观察自己的各种各样的表情，在现实生活中，笑的时候或者生气的时候，自己是什么样的表情，就能在脑中浮现出来了吧！这个可以说是在"脑中"看到自己的脸的状态。按照之前所讲述的，视觉功能区反映出来的"看"有两种。一种是，实际上用眼睛看正在看的事物，或者动体事物。而另一种则是通过想象和记忆使看过的事物在脑中出现"看"这种状态。和这个训练有关系的则是后者，通过这样的训练可以让自己的脸在视觉功能区日益更新，以丰富脑中的印象为目标。不经常看自己的人，由于不能很好地想象出自己的表情，即使想痛快地笑，也不能很好地做出笑脸。结果是，表情贫乏的人容易让人产生这样的感觉："那个人冷漠，不和蔼""总是面无表情地在想着什么"等。为了不变成那样，请尝试着训练自己每天对着镜子看自己，做出10种以上喜怒哀乐的表情吧！即使是笑的表情，也有各种各样的变化，像"大笑""苦笑""破涕为笑"。另外，"生气"也是一样的，既有"勃然大怒"也有"沉默寡言"。一般对于不太愿意表露自己感情的人来说，也许做出10种以上的表情会感觉很困难。即使那样，也请坚持做下去。在每天持续做的过程中，自然就会增加表情的变化！

55. 模仿电影或电视剧中的角色

像奥特曼和假面骑士这种英雄人物一直都是男孩们崇拜的偶像。在公园或广场，常常会看到孩子们模仿英雄人物的姿势。有意思的是，这种"模仿"行为，会给视觉功能区带来很大的影响。孩子们之所以装扮成英雄，都有着想成为"奥特曼""假面骑士"的愿望吧！像这样，抱有"想成为"这样的愿望，一边看电视或者是DVD时，不知不觉就会从画面中吸取了关于英雄的信息。也就是说，为了"模仿"才去主动地看节目。然而，在通过看电视或者是电影时产生"想成为那样"的想法的人不仅仅局限于孩子，即使是大人，当看到某个电影的

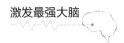

主人公穿的衣服很帅，有时也会有"如果自己穿上会不会也一样呢"的想法。

另外，也有人想去电影或电视剧外景拍摄地区看看，想体会一下自己身在剧中场景的真实感受，这个不也可以说是一种模仿吗？脑视觉功能区，不仅仅是在看电视或者是看电影时去使用的，它也对剧中人物的装扮或者是剧中的场景感兴趣，这种能动地拘泥于作品，会给它带来很强的刺激。所以，如果有"自己也想成为那样"的想法的话，我想，积极主动地去模仿是必要的。单单从"看"变成"想看"，这个过程，大脑的工作是完全不一样的。在"被……"这种状态里，大脑是被动的，而"想做……"这种想法，就变成自己积极主动地去获取信息，大脑才能被激活。如果我们每天被动地去生活，大量的信息就会从身边溜走。如果我们有意识地明确"自己想看的东西"，就变得能从很多的信息当中选择出自己所需要的！

56.推测在街上和你擦肩而过的人

我们在大街上走路时，有时会遇到人站在路中间，或者几个人并排走、挡住前面的路的情况。我以前有过这样的经历。

在街上走路时，一个女孩骑着自行车以超快速度向我冲了过来，险些正面相撞，幸好我躲过了那辆自行车。如果从脑科学来解释的话，能做出这样行为的人，不得不说他们的视觉功能区训练得不够。如果那个女孩也做过在人群中穿行这个训练的话，估计就能避免这种事情的发生。但是，换个方式去看，如果没有这种经历，也许就注意不到擦肩而过的那个人了。其实，观察和自己擦肩而过的人，然后推测他（她）到底是什么样的人，这也是脑视觉功能区训练的一种方法。

当然我们不可能完全知道和自己擦肩而过的人的职业、性格还有想法。正因为我们不知道他的背景，所以只好从相貌、氛围、服装等来判断"这个人看上去很亲切""这个人不是社交型的人"等。但是，唯有努力地去抓住对方的特点，脑视觉功能区才能得到锻炼。然而，和他人擦肩而过只是一瞬间，不能一直盯着去观察。像这种场合，瞬间记住擦肩而过的人的形象，然后，最好尝试着去想象一下，有没有和那个人长得像的演员、体育运动员或者是朋友、认识的人等。进行面目信息配对，"要对看到的信息进行分析""对想起的那个人的脸进行核对"这两种动作同时进行，是一种高难度的信息处理工作。

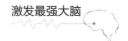

*57.*观察公共场所变脏的过程

以前我曾做过清扫从家到车站这条路的志愿者，实际上，扫除或者是洗衣服都对脑区域的发育有着积极的影响。这种训练方式即使在视觉功能区也无例外。因此，我们尝试着养成去捡公共场所的垃圾的习惯吧！平时无意间走过的地方，如果我们用心去留意的话，很多垃圾被丢在那里。即便是我们刚走一会儿，也能看到在路上的烟头、公园里的空瓶子，还有海边到处都是清洁剂容器瓶、塑料瓶等。如果你发现了像这样脏的场所，那么请尝试着把周围清扫干净吧！无论你清扫得多干净，也许转眼间就会出现新的垃圾。因为那是非特定多数人要通过的场所，所以产生垃圾是避免不了的。但是，对于清扫的人来说，应该能看出来那个场所的变化。在看过一次干净的状态之后，你再去观察，不是就知道那个场所为什么会变得那么脏了吗？也就是说，做这个训练的目的是，与清扫相比，观察那之后变脏的过程是最重要的。看着清扫过的场所，你就会想"烟头已经扔了吗？""这个垃圾是什么时候扔过来的？"大脑对"脏"变得敏感了。其实，这种训练，不仅仅能锻炼到脑视觉功能区的机能，还能锻炼到另外一种能力，那就是"想象力"。所谓的新的构思就是想不到的东西从想不到的地方介入了思考，结果产生了新的东西。公共场所是非特定多数人使用的地方，会有你预想不到弄脏的方式或者让你出乎意料的垃圾被扔在那里。像"为什么，这种地方会这么脏""为什么这种垃圾会扔到这里"这些让你感到吃惊的事情，它会成为你产生独特想法的根源。

探索脑科学

英语的学习和脑区域

　　有人认为，要想提高英语水平，就必须彻底地"浸泡在英语里"。其实，这种想法未必是正确的。在学习英语的时候，提高"听""说""读""写"能力尤为重要。而且，在实际中用英语交流的时候，会带动与这些能力关联的脑区域工作。其中有"只用英语才能锻炼的脑区域"和"即使不用英语也能锻炼的脑区域"。例如：我们锻炼脑视觉功能区之后，在听别人讲话时如果能达到一字不漏地去听的话，这对听英语也有很大的帮助。然而，这个时候听的语言不一定必须是英语。平常，在我们交流的时候，最好注意对方的讲话，养成听的习惯。也就是说，即使不学习英语，也能充分地培养英语能力的基础。

Chapter 9

脑记忆功能区的训练

脑记忆功能区

在大脑的中央部位有个关系到记忆的存储，被称作"海马体"的器官，这个器官分别存在于人的左右脑中。位于海马体周围的区域就是脑记忆功能区。左脑是掌管语言记忆，右脑是掌管影像等非语言记忆。其实，在"记忆"当中无非就两种：一种是"知识的记忆"，另一种是"情感的记忆"。前者与脑思考功能区、后者与脑情感功能区紧密相连，每个人的记忆路径都有着多少的不同。当遇到悲伤的场景时，有人会突然想起过去发生的与这个毫无关系的悲伤的事情。这个就是所谓的"情感记忆"。因内心受到强烈的冲击，和当时不一样的路径记忆被叫回来。脑记忆功能区发达的人，所从事的职业是翻译家或者是历史学家。正因为无论哪个职业都必须具有丰富的知识，所以也许有些人会这样想："头脑不聪明的人，记忆力就会变得不好吧！"

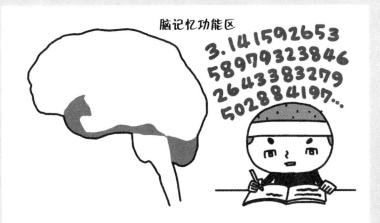

脑记忆功能区

3.141592653
5897932384 6
2643383279
50288419 7…

可以说那种想法是错误的。即使你的记忆力提高了，脑记忆功能区也得不到锻炼。原因就是如果不关联着知识和情感的话，脑记忆功能区就不能得到刺激。

也就是说，我们要清楚的是要想锻炼脑记忆功能区，把思考神经和情感神经关联在一起是必要的条件。所以，记忆力一旦变差，即便你努力去提高正在下降的记忆力，也是没有效果的。要想提高记忆力，应该把训练转移到与它关联的思考神经和情感神经上去。使思考和情感关联到一起，带着能够记忆的状态来获取知识，因记忆力增强，衰退了的记忆力也有可能再次提升。

58. 在没有关系的朋友之间寻找"共同点"

所谓的记忆就是作为促使思考和行为的信息，在各个脑区域中不断地穿行。遇到初次见面的人，"这个人和以前关照过我的人长得很像"，和认识的人相关联，这样可以把对方的印象深深地留在记忆当中。这个正是过去在大脑中储存的信息和现在的信息配对的结果。从你认识的人或朋友当中任意选出两个人，并去试探地寻找他们的共同点，这样也能锻炼到脑记忆功能区。选出来的两个人，即使互相不认识也没关系。为了不让他们存在相似之处，你可以选择一个人是你的同事，另一个人是你小学同学，像这样选择和你相关的场所或者是时期不同的人是最好的。如果你尝试着去做之后你就会明白，在完全没有交点的两个人当中去寻找共同点，并不是件很容易的事情。

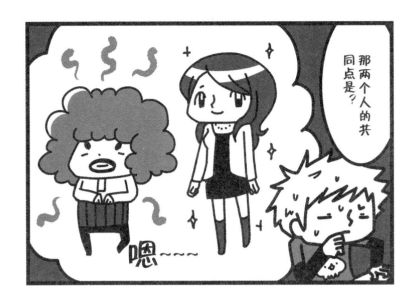

另外，通过血型、出生地、年龄、性格、爱好等去比较的话，才能够知道自己是否了解对方。

如果，我们关于哪个人没有了信息的话，可以尝试着去从另外一个人身上获取信息进行判断，这时你会感觉到很有意思。比如，小Q是典型的A型血性格，比较稳重；小P时常会做出大胆的行为，两人性格正好相反。所以小P应该是B型血吧。如果能像这样思考的话，两个人的资料将被很好地储存到你的大脑里。因此，在你反复地去思考"他们有什么共同点"的时候，将两人的信息从大脑中抽取出来，然后把所有的信息进行对比。当然这个时候，会给脑记忆功能区带来很强的刺激。

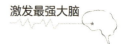

*59.*每天拿出20分钟时间背诵

以前，曾从某所大学的教授那里听说过这么一件事。那位教授坐出租车从家到大学的这段时间里，习惯读关于自己研究领域的书，并将那部分内容背下来。有时会遇到马上就要到大学但书还没看完的时候，他会特意地让司机绕路而行，来争取读书的时间。听了之后，我感到很惊讶。回头仔细想想，我认为这是一种变化的学习方法。对于他来说，这种方法最容易集中，而且还能准确地记住书的内容。其实，这种学习方法，从大脑的观点来说是非常合理的。如果给大脑一个明确限定的话，大脑就会想方设法地在那之前完成工作。因此，从教授这个事例来看，他学习的空间限定于车内，"必须在出租车到目的地之前记下来所读的内容"，这种强烈的意志行为，能够提高集中力。话虽如此，但并非谁都能适应这样的方法。因此，让我们仿照这个例子，每天确定一个时间段并尝试着集中精力去记一些东西，怎么样？让百忙之中的你，确定一整块的时间也许会感到困难。那么，每天拿出20分钟，集中精力去记忆也是可以的。如果拿出1个小时的时间去学习，会让你感到为难，但是，要让你拿出20分钟时间去散步或者是上班应该可以保证完成吧！如果这样你还觉得很困难，那么睡觉前的10分钟也是可以的。"背诵时间"的设定，请一定要和你的生活规律相适应。总之，为了能激活脑记忆功能区，最好能让大脑意识到有不可逾越的界限存在。

60.思考一下当今的新词、生造词

如今是像"啃老族""清爽商务①""中年女性②""婚活③"等现代流行语一个接着一个出现的时代。所谓的流行语就是不知道是谁造出来的，然后，少数人在一定范围内使用，通过媒介广为传播的言词。一个新词短时间内能在整个日本流行起来，不得不让你感到震惊。当然，大众媒体的影响力和推动力也起着相当重要的作用。但某个词语能瞬间流行起来的最大理由就是，那个词具有隐含的意义或者对当今社会现象能极为准

---

① 指夏天公司职员和公务员为了能够更清爽地工作而着简装。——译注
② 特别指女性，在经历结婚、生育、工作等后，活跃且有一定的经济能力，忠实于自己的价值观。——译注
③ 指一切以结婚为目的的活动，比如相亲、约会、参加派对，甚至包括去健身、化妆等完善自己、提升自身竞争力的活动。

确地表现出来！其实，我们思考新词、生造词会给我们的记忆神经脑区域带来很大的刺激。也许会有人认为新的词语的产生和记忆有什么关系呢？实际上，在人们开始考虑新词语的时候，要比记东西时更容易去使用脑记忆功能区。原本在新的词语里包含着对旧概念的对抗的新概念。这个新概念，如果不能在旧的概念基础上理解的话，是产生不出来的。大脑在检索旧的信息时，了解到它是不应该存在的，然后就会主动地对"新的事物"去认识。让我们尝试着在某个事情上以自己的思想去理解，并在自己喜欢的领域当中去创造新词吧！去改变原有词的本义或者是给以前未起过名字的东西命名。这时，你会发现，如果对原有的词或概念不理解的话，是无法创出新的词语的。其实，我认为真正意思上的新，不仅仅是作为词汇上的新，而是概念和想法的创新。所以，如果想要提高脑记忆功能区的能力的话，那就需要把迄今为止所有听到或看到的事物进行对照，然后在自己的内心里创造出新的东西，这才是最重要的。

*61.*背诵《论语》

　　虽然在这章开始时已经阐述了"仅仅提高记忆力，并不是脑记忆功能区的训练"。但是要想锻炼脑记忆功能区，提高记忆力是必要的。然而，并非是任何东西随便拿来记就可以的，重要的是要有计划性地去记忆。背诵的对象，越长越有记住的价值。例如，孔子的《论语》或者是佛教的《般若心经》，最好做到熟记达到背诵的程度。但是，无论哪个都不是那么简单就能记住的。实际上，即便你拿出全部的精力打算去记它，估计也会在记的过程中遇到挫折。那么，采取什么样的办法好呢？那就是，不要想着全部记住它。

　　也许会有人认为那样还算是记忆力的训练吗？正因为想一次性全都记住是不可能的事情，所以我们给它限定一个记忆的范围，如果每天记一点，想记的内容就会很轻松地进入大脑中。如果你是怎么都记不住的人，可以在同一个地方反复地读，然后按行去背诵，每天平均增加一行，像这样循序渐进地进行吧！背诵的量积累得越多，大脑的记忆容量也自然而然地随之增加。

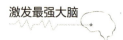

　　我使用这个方法背诵了本居宣长的《初山踏》（是讲述其学术方面的方法论名著）。我个人认为，熟读文章10遍以上，就能够开始对文章的内容进行理解了。所以说，背的时候千万别急躁。我们可以这样去想它，假设你一年记下内容的10%，10年就可以记下100%了。但是，在记的时候，如果选择一本太难的书，会马上受到挫折。如果有人认为《论语》或者《般若心经》难的话，可以选择一些小说的某个场景、台词或者是诗词等短的句子背诵。要在感觉不到痛苦的程度下去做背诵练习是最重要的。

62. 听外文歌并大声唱出来

　　学习英语也是锻炼脑记忆功能区的有效方法。对住在海外的人可以这么说，但对于住在日本的我们——一个普通的日本人来说，日常使用的语言，首选应该就是日语。但是，不得不说的是我们在平时生活中用英语的机会很少。当然，用英语能够正常交流的人也有很多，但对于不会的人来说，即使明白英语单词，到说话交流的时候，却也有不知道对方在说什么的情况吧！那么，像这样的人就不能利用英语去锻炼大脑了吗？其实，并不是那样的。即使是英语不好的人，对听外文歌曲也不会有抵触的。所以，可以尝试着去记外文歌曲中的歌词，来刺激脑记忆功能区。音乐中的歌词和文章不一样，歌词伴随着旋律去记会很轻松。另外，仅仅是听，心情也会变得很舒畅，自然歌词也就会从嘴里唱出来。通过耳朵听，把记下来的东西说出来，通过说进行记忆，反复地练习就能够让你的记忆增强。这个不局限于歌词，当你想要记什么东西的时候，像这样发出声去记是最重要的。想必你曾有过这样的经历吧，例如：在背宴会的发言稿时，无论默读多少遍也记不住，但是如果你发出声朗读的话，不可思议地你很快就能背下来了。当想背东西的时候，像这样反复出声去读的话，信息会牢固地扎根在大脑中。所以说，听外文歌曲时也是如此，要想记住歌词或者是旋律的话，那就请大声地唱出来吧。如果这样反复练习的话，你的记忆会变得更加牢固。

63.记下几天前发生的3件事

当天发生的事，会记得很清楚，一旦时间久了，就渐渐地想不起来了。更何况是一些细微的小事，很快就会忘掉。例如：如果被人问到你"一周之前吃的早餐是什么"时，你是不会很容易想起来的。但是，如果记忆力被强化了，被询问5天前的早餐是什么，你就能很准确地回答出"那天早上吃的是烤面包和培根蛋"。当然，如果想达到这种程度的话，每天的训练是必要的。那么，怎样去训练呢？具体方法是，早上醒来之后，回想前一天发生的事，并举出你能记住的3件事情。不要在那天晚上，要在第二天早上去做这样的练习。为什么要那样做呢？如果把事情暂放一段时间的话，记忆力就会变得不清晰。想不起来的事情越多，就越有必要去寻找记忆，因此，这种练习成为刺激脑记忆功能区的一种方法。

当然，单纯只靠回忆是不行的，有必要暂且记录下来，然后过几天可以进行验证。另外，在你想去做的事情当中可以尝试着去联想一些事情，比如说为了减肥，可以想象一下食谱；为了让工作快速进展，去想象一下工作途中会发生的情况。像这样，事先明确要做的目标才是提高记忆的最有效的方法。如果能坚持反复地做这样的练习，每天平均储存3个信息，记忆储存容量也会随之增加。在你持续的训练过程中，记住3件事情对你来说也许会变得很容易了，那时候你可以自己增加记忆的数量。

64. 在周末制订下周的计划

听说在商业界成功人士中，很多人都是经常朝前看，即使在平时谈话当中也想说一些将来的设想。听说在其中有这样一些人——40岁之前预计实现一年的销售额达到××亿，60岁之前退出商业界，之后，把自己学到的经营秘诀（know-how）传授给年轻人，度过余生。把自己的整个人生都计划出来了。像这样勾画出自己未来的蓝图而努力工作着，对记忆功能区的发育有很大的影响。自己"想成为那样"的这种形象在脑中浮现，把它写出来或者反复传达给别人，那种想法就会更加牢固地刻在脑记忆当中。于是，在各种形势下都会先思考"为了实现将来的理想，这时的自己应该怎样去行动呢？"每次都会为寻找在大脑中储存起来的信息而去行动着。也就是说，"想成为那样"的想法在脑中念念不忘，那个印象从大脑记忆当中拉出来的频率也就越多。为了锻炼记忆功能区，像这样让大脑对你的理想产生深刻的印象是最有效的训练方式。

那么再让我们尝试着换一种方式来进行训练。在星期天的晚上思考一下下周的活动计划，试着模拟练习一下该做什

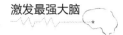

么。例如"星期一早上9点到公司上班，10点要去参加会议，于是，整理文件到9点30分，那之后的30分钟准备开会的资料……"制订出一份详细的计划，然后以模拟训练为基础，进行实际演练。这种训练也可以说它是让自己的心中设想出某个理想形象的作业。所谓的记忆力，并不单单是指把以前存储到脑中的印象硬拉出来。随时都能记忆起心里描绘出的理想印象也是一种记忆力。拥有对将来的幻想正是有利于大脑创造"未来记忆"的行为，所以它对脑记忆功能区来说也是最重要的训练方式。

65.回想一天你最好和最坏的发言

我们可以回想一下每天自己的发言，有的是通过深思熟虑，有的是没经过思考就说出来的。特别是后者，虽然是从自己嘴里说出来，正因为"那只是随便一说的"，通常就不负责任了。如果总是说一些不负责任的话，就很容易失去信用。为了不想成为那样的人，那就有必要在一天结束之后，整理一下自己当天的发言，思考一下自己的用词！如果你"不知道该如何整理"的话，那就先尝试着回想自己当天的发言，然后从你

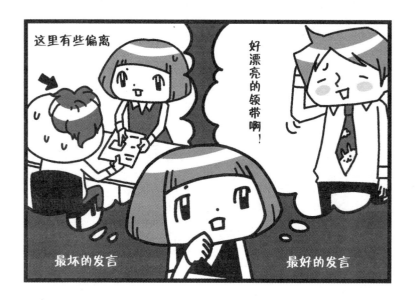

认为"最好的发言/最坏的发言"开始整理怎么样呢？好的发言，就是让他人听着愉悦，让对方赞叹不已的话语。相反，最坏的发言就是伤害到他人的，让自己陷入不利状态的话语。按照这样的顺序，来对自己的发言进行检查确认，以便对自己的发言负责。

这时，你可以一边回想当时的发言，一边回想对方的反应，是否对对方产生了影响，并尝试着去回想有关那时发言的所有情景。这种关联性的思考，会使语言记忆和影像记忆一起发挥作用，就更能激活脑记忆功能区。

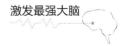

激发最强大脑

*66.*不带旅行指南去旅行

    如果你去旅行，你是怎样收集信息的呢？我想会有使用列车员分发的旅行指南或者自己什么信息也不收集的人，相反，也会有通过网络收集相关的信息、精心准备的人。总而言之，为了旅途顺利，拿着旅行指南去旅行的人应该会有很多！作为脑记忆功能区的训练，我的建议是旅行时最好不要带旅行指南。也许有人会说："好不容易去旅行，还不让带旅行指南，当地的信息完全不了解，那样不会带来不便吗？"确实，如果不带着旅行指南去旅行的话，在旅途中就不能获取当地的名胜古迹和值得观光的信息了。如果是因那个为难的话，那就请在出发之前做好记录。这样做可以让存储到大脑里的知识从记忆板块里抽取出来，然后对了解的和不了解的事情进行整理。例如：要去京都的时候，计划去三十三间堂和清水寺。这时，要做的功课就是查清楚去三十三间堂怎么走？哪个路线去清水寺比较近？像这样的信息，如果不了解的话，一定要事先查好并储存到大脑记忆中。无论谁都不想有个很糟糕的旅行吧！为了避免不必要的麻烦，请事先尽可能地去记住有效的信息吧！

172

在旅途中，事先存储在大脑中的那部分记忆和在当地收集来的信息融合在一起，组成一个新的进程表。这种锻炼会让我们实现一次和平常不一样的独特的旅行。在这种训练里，正因为是优先记忆了想去的地方的信息，所以会通过"主动思考"方式使用记忆当中的信息。这种记忆方式与单单利用记忆来确认旅行指南内容的"被迫思考"的旅行相比，更能刺激到你大脑。

结束语

读完后感觉怎么样？也许有人已经尝试着做了或者有人打算从现在就开始尝试。总之，希望大家理解，本书介绍的这些训练项目，都是主动地去改变我们的用脑习惯，培养"积极"思考的训练方式。虽说按照这些训练，能让你的大脑变强，但也希望大家不要仅仅局限于这些训练。最重要的是，训练内容可以根据自身的实际情况进行添加，也可以创造符合自身的新的训练模式。本书主要想告诉大家的是，反复去利用相同的经历，对大脑的刺激也是有限的。

我经常会利用"梦境"创造出新的训练方法。我会认真地去查找在梦中出现过的珍稀动物或者鸟类是否真实存在，或者醒来后会仔细回想在梦中所经历的事情，常常思考着如果到了现实中会变成什么样呢？

前几天，我做了这样一个梦，我和我们公司（脑学校）的职员在处理客户委托的工作时，发现预算只有3000日元并为此感到非常焦急。对一般人来说，醒来之后会想想"真是个很奇怪的梦啊！"然后就不理会了。但如果这个真的在现实中出现了的话，要怎样处理好呢？其实需要我们认真地去想想。

还有另外一点需要我们了解的是，在使大脑变强的基础上应该把重点放在体验价值观的改变上。这本书已经告诉大家，改变日常生活习惯可以让大脑得到充分的刺激。因此，在体验着价值观完全改变的过程中，处于轻松状态的大脑会受到"刺激"，大脑的"潜在能力"将会被开发出来。

那么，我们根据什么来改变价值观呢？我认为每个人是不一样的。对我来说，让我改变了价值观的"刺激体验"就是让我与书中曾出现过好多次的MRI偶然相遇的那一瞬间。横躺在产生磁力的圆形机器里20～30分钟后，呈现出1毫米厚度的身体断面成像。27岁那年，第一次看到MRI的我，大脑中突然产生了"这种技术将成为医学史上的变革"这种想法，使我的大脑受到了很大的刺激。这时，我的价值观彻底改变了。

我们不妨这样去想，大家都知道金刚界曼陀罗吧！曼陀罗在佛教（特别是密教）里视觉化地体现出佛的"悟性"的境界。九会曼陀罗纵向排列三个集团，横向排列三个集团，共

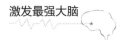

计九个集团（又称九会），并画出各自的佛尊的画像就叫曼陀罗。在九个集团当中，位于正中间位置的是"大日如来"佛祖。在其周围的八个可以说是大日如来的化身。当我在思考本书中介绍八大功能区的时候，总是不由得联想到曼陀罗图。本书所提出的八大功能区的训练，如果用九会曼陀罗图来表示的话，这八大功能区将被安置在中心"以外"。那么，在中心位置的训练是什么呢？仔细想想那不就是要训练我们自身的价值观吗？

我是这么考虑的——让八个脑功能区（八大系统脑区域）如何去运动，归根结底，都是由你的价值观决定。在进行训练的时候，我们要有意识地把自己放到那个中心的位置，也许会有和以前不一样的观点。

朋友们，让我们尽情地去运用大脑中的这八个脑区域吧！幸运的是，这本书将会成为你朝着理想迈进的第一步。最后，致谢写书期间大力支持和帮助我的上新大介、在出版此书中给我帮助的朝出版社的田秀和，在此表示诚挚感谢。